Alexandre-Olivier Exquemelin

Chirurgien, flibustier et naturaliste

(1640-1717)

Médecine à travers les siècles

Collection dirigée par le Docteur Xavier Riaud

L'objectif de cette collection est de constituer « une histoire grand public » de la médecine ainsi que de ses acteurs plus ou moins connus, de l'Antiquité à nos jours.
Si elle se veut un hommage à ceux qui ont contribué au progrès de l'humanité, elle ne néglige pas pour autant les zones d'ombre ou les dérives de la science médicale.
C'est en ce sens que – conformément à ce que devrait être l'enseignement de l'histoire –, elle ambitionne une « vision globale » et non partielle ou partiale comme cela est trop souvent le cas.

Dernières parutions

Michel A. GERMAIN, *La lymphe. De l'Antiquité au XXIe siècle*, 2023.
Philippe MARRE, *Pr Jean-Michel Dubernard (1941-2021). Un chirurgien au service de l'Homme*, 2023.
Patrice PINET, *Louis Pasteur face aux médecins et aux chirurgiens*, 2023.
Sous la direction de Xavier RIAUD, *Au service de l'histoire de la médecine. 2006-2023. Anniversaire d'une collection éditoriale*, 2023.
Élisabeth CLEMENTZ-METZ, *Les lépreux en Alsace. Volume I : Marginaux, exclus, intercesseurs ?*, 2023.
Élisabeth CLEMENTZ-METZ, *Les lépreux en Alsace. Volume II : Documents*, 2023.
Pierre AUBRY et Bernard-Alex GAÜZÈRE, *Formation et vie des médecins, chirurgiens et apothicaires de la Marine et des Colonies du XVIe à la fin du XIXe siècle en France*, 2022.
Jean DUPOUY-CAMET, *La mission d'étude française de 1866 sur la trichinose en Allemagne*, 2022.
Xavier RIAUD, *Grands dentistes résistants. Pour la France !*, 2022.
Sous la direction de Dominique LE NEN et Pascal BRIOIST, *Léonard de Vinci. Le corps… à la croisée des sciences et de l'art*, 2022.

Pierre Aubry et Bernard-Alex Gaüzère

Alexandre-Olivier Exquemelin

Chirurgien, flibustier et naturaliste

(1640-1717)

L'Harmattan

5-7, rue de l'Ecole-Polytechnique, 75005 Paris
http://www.editions-harmattan.fr
ISBN : 978-2-336-42031-8
EAN : 9782336420318

SOMMAIRE

AVANT-PROPOS

Après avoir écrit, avec Bernard-Alex Gaüzère, plusieurs livres sur la France et ses médecins partis aux quatre coins du monde du XVIe au XIXe siècle, il m'est apparu intéressant de développer particulièrement la carrière de l'un de ces médecins. Dans le livre « *La France et ses médecins aux Amériques du XVIe au XIXe siècle* », édité par L'Harmattan en 2021, nous avions traité de la colonisation de l'île de la Tortue et de l'île de Saint-Domingue dans les Antilles, à partir de 1625 et jusqu'à 1804, date de l'indépendance de Saint-Domingue, devenue Haïti.

Plusieurs carrières de médecins et de chirurgiens y ont été résumées, la première étant celle d'Alexandre-Olivier Exquemelin (1640-1717), chirurgien de la flibuste. Il y était précisé qu'Exquemelin avait été le chirurgien de Michel le Basque, un capitaine flibustier, présumé natif de Saint-Jean-de-Luz, lors d'une expédition en 1667 à Maracaïbo, au Venezuela, sur le *Dauphin*. C'était la deuxième expédition de Michel le Basque à Maracaïbo, puisqu'il y avait accompagné en 1666, le célèbre flibustier Nau L'Olonnais.

Étant domicilié à Saint-Jean-de-Luz depuis 1964 et sans être originaire du Pays Basque, je me suis intéressé aux corsaires basques, spectateur comme tout Luzien, des activités de l'Association des Corsaires et Marins Basques[1].

[1] L'Ordre des Corsaires Basques est une association, Loi 1901, créée en 1973 par le Docteur Georges Pialloux, en souvenir des corsaires et marins basques qui, au cours des siècles, illustrèrent le Pays Basque et, en particulier, les villes de Saint-Jean-de-Luz et de Ciboure. « Il a pour objets de rendre hommage à tous ceux qui, par leurs actions ou leur présence, ont contribué, contribuent ou contribueront à défendre et illustrer ces deux villes dans tous les domaines : économique, touristique, culturel, littéraire, sportif…, de développer et resserrer les liens d'amitiés

Parmi les chirurgiens « navigans » ayant servi dans la flibuste, seul, Alexandre-Olivier Exquemelin nous a laissé un document écrit nous permettant de connaître la vie peu commune de ces aventuriers flibustiers dans la mer des Caraïbes au XVIIe siècle. Exquemelin est l'auteur d'une autobiographie intitulée *« Histoire des aventuriers flibustiers qui se sont signalés dans les Indes, contenant ce qu'ils ont fait de plus remarquables depuis vingt années »*, parue en Hollande en 1678 et dont l'édition française a paru en 1686. Rééditée et embellie à de nombreuses reprises dans plusieurs pays européens, elle est une source rare et précieuse pour l'Histoire des Caraïbes pendant la deuxième moitié du XVIIe siècle.

À la lecture de ce livre, j'ai été intéressé non pas par ce qu'a écrit l'auteur sur la flibuste et les flibustiers, ce qui a déjà fait l'objet de nombreux ouvrages, mais par ce qu'il a écrit sur sa pratique de chirurgien[2] - un mot qui à l'époque, ne représentait pas le sens qu'il revêt de nos jours - et sur les sciences naturelles, en particulier sur la botanique et la zoologie, à une époque où les grands voyages de découverte, menés à partir du XVIIIe siècle dans l'océan Pacifique, n'avaient pas encore permis les grands progrès dans les sciences naturelles.

En effet, il fallut attendre le XVIIIe siècle pour que les chirurgiens embarqués, qui n'étaient encore que des barbiers, deviennent pour la plupart des « hommes des lumières », à la fois chirurgiens et naturalistes.

---

et de solidarité entre tous ses membres, et le monde de la mer et de la pêche ». http://www.corsairesbasques.fr

[2] Le barbier chirurgien pratiquait la petite chirurgie, les saignées et la pose de ventouses et de pansements. Ce n'est qu'en 1691 qu'un édit royal sépara chirurgiens et barbiers, nommés alors respectivement barbiers de longue robe et barbiers de courte robe.

Le principal objet de ce livre est de montrer ce qu'Exquemelin a, en tant que naturaliste, apporté aux sciences naturelles, même s'il n'était pas un scientifique au sens actuel du terme, n'ayant inventé aucune nouvelle technique chirurgicale et n'ayant pas augmenté les collections des jardins botaniques des ports en objets d'histoire naturelle.

Mais, avant d'étudier ce qu'écrit un chirurgien de la flibuste sur sa pratique quotidienne et sur les sciences naturelles, il convient de rappeler d'une part les motifs de son engagement dans la flibuste, d'autre part les raisons de l'installation de la flibuste dans la mer des Caraïbes après la conquête de l'Amérique par les Espagnols et les relations tumultueuses, voire guerrières, entre l'Amérique Espagnole et l'Europe, en particulier la France, l'Angleterre et les Provinces-Unies, au cours des deux siècles précédents.

Pierre Aubry, à Saint-Jean-de-Luz, le 12 octobre 2023.

INTRODUCTION

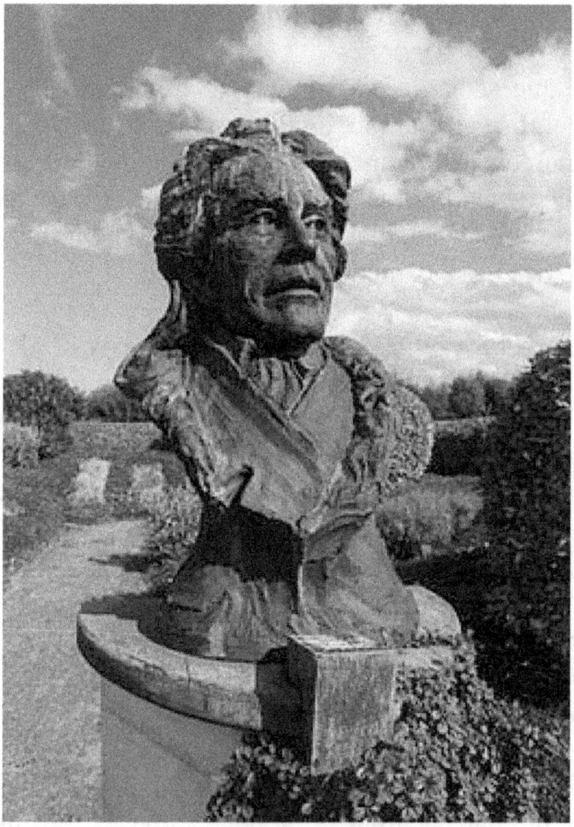

Figure 1- Alexandre-Olivier Exquemelin.

C'est à partir du livre d'Alexandre-Olivier Exquemelin (1646-1707), chirurgien flibustier aux Antilles au XVIIe siècle, intitulé « *Histoire des aventuriers flibustiers qui se sont signalés dans les Indes* », paru en France en 1686 et évoqué dans le livre sur « *La France et ses médecins aux Amériques du XVe au XIXe siècle*[3] » que ce livre a été écrit.

---

[3] Aubry P, Gaüzère B-A. *La France et ses médecins aux Amériques du XVIe au XIXe siècle*. L'Harmattan 2021. ISBN : 978-2-343-24777-9

« Si tous ceux qui ont voyagé parlaient comme vous des pays et des choses qu'ils ont vus dans leurs voyages, on n'aurait que faire d'aller dans ces lieux pour les voir ».

C'est ce que déclarait, en janvier 1684, à Alexandre-Olivier Exquemelin, le vice-amiral du Ponant Jean II d'Estrées (1624-1707), maréchal de France, vice-roi de Nouvelle-France, qui avait effectué cinq campagnes aux Antilles entre 1668 et 1678 et était devenu le meilleur spécialiste de la Marine Royale française des îles d'Amérique.

Jean d'Estrées avait lu l'édition anglaise du livre d'Alexandre-Olivier Exquemelin, intitulé « *Boucaniers of America », * qui venait de paraître. L'édition originale avait été publiée aux Pays-Bas en 1678, en néerlandais, sous le titre « *De Amerikaanse Zeerovers* », puis en 1679, une traduction allemande « *Americanische Seeräuber* » et, en 1681 une traduction espagnole *« Piratas de la America ».* La version anglaise, la quatrième, parue en 1684, était une traduction de la version espagnole. La version française[4] intitulée *« Histoire des aventuriers flibustiers qui se sont signalés dans les Indes »* ne fut publiée que tardivement en 1686.

Dans une note critique à propos d'Exquemelin parue en 1990, Michel-Christian Camus[5] rappelle que *L'histoire des aventuriers qui se sont signallez dans les Indes* a été publiée dans quatre versions différentes entre 1678 et 1699, sans que l'on sache laquelle est la plus conforme aux intentions premières de l'auteur. Le récit d'Exquemelin a été transformé

---

[4] C'est un « petit » homme de lettres, nommé Frontignières, qui a traduit l'édition néerlandaise et l'a fait imprimer à Paris en 1686 chez Jacques Lefebvre (1648-1713), imprimeur-libraire, rue de la Harpe; au Soleil d'Or, vis-à-vis la rue S. Severin.

[5] Camus M-C. Une note critique à propos d'Exquemelin. *Outre-Mers. Revue d'histoire 1990 ; 288 : 79-90.*

parfois substantiellement d'une édition ou d'une traduction à une autre. Parmi les rééditions, une version française a été publiée à Trévoux en 1744.

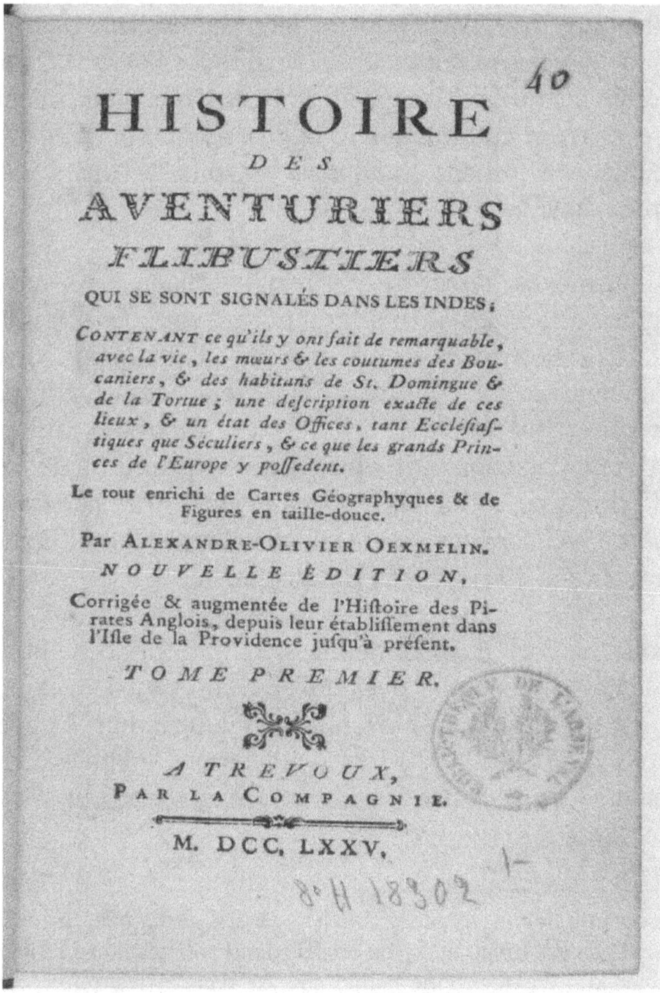

40

HISTOIRE

DES

AVENTURIERS

FLIBUSTIERS

QUI SE SONT SIGNALÉS DANS LES INDES;

CONTENANT ce qu'ils y ont fait de remarquable, avec la vie, les mœurs & les coutumes des Boucaniers, & des habitans de St. Domingue & de la Tortue; une description exacte de ces lieux, & un état des Offices, tant Ecclésiastiques que Séculiers, & ce que les grands Princes de l'Europe y possedent.

Le tout enrichi de Cartes Géographyques & de Figures en taille-douce.

Par ALEXANDRE-OLIVIER OEXMELIN.

NOUVELLE ÉDITION,

Corrigée & augmentée de l'Histoire des Pirates Anglois, depuis leur établissement dans l'Isle de la Providence jusqu'à présent.

TOME PREMIER.

A TREVOUX,

PAR LA COMPAGNIE.

M. DCC. LXXV.

Figure 2 - Page de titre de l'édition française de 1699.

C'est à l'édition de 1699 parue chez le même éditeur Jacques Lefebvre qui a été publiée par la Bibliothèque nationale de

France que nous avons eu accès, ainsi qu'au Tome second paru en 1775.

Le mot flibustier est dérivé du néerlandais *vryjbuiter* qui se traduit par *freebooter* en anglais, « *qui fait du butin librement* » ou *« libre butiner »,* mot employé dans la Caraïbe de préférence à corsaire, désignant ceux qui pratiquaient la course avec une commission royale[6], à ne pas confondre avec les pirates ou forbans[7], véritables bandits des mers à leur propre compte.

Un flibustier est donc un marin qui s'attaque aux navires espagnols et portugais dans les Antilles, entre le XVIIe et le XVIIIe siècle (de 1620 à 1720 environ) durant la période que l'on nomme « l'âge d'or de la piraterie ». Exquemelin parle d'aventurier flibustier. L'activité des flibustiers français, anglais et néerlandais exilés aux Antilles à partir du début du XVIIe siècle pour fuir les guerres civiles ou la persécution religieuse en Europe, s'est surtout développée dans l'île de la Tortue et dans l'île de Saint-Domingue.

Le boucanier[8] est le nom donné aux chasseurs des Grandes Antilles à la recherche du bétail devenu sauvage, dont ils faisaient fumer la viande selon la technique indigène appelée *boucan,* d'où leur nom. Les deux termes « boucaniers et flibustiers » ne sont pas synonymes, mais désignent souvent

---

[6] Une commission ou lettre de course ou lettre de marque est un lettre patente d'un souverain (ou de son représentant) permettant à un capitaine d'attaquer des navires d'une nation adverse dans les eaux territoriales internationales ou étrangères.

[7] Forban : de fors et ban, « hors du ban », « hors-la-loi ».

[8] Boucan : technique ancestrale de la préparation de la viande par les autochtones d'Amérique, adoptée par les boucaniers de la mer des Caraïbes qui utilisaient cette technique pour conserver de la viande sur les navires pendant leurs séjours en mer.

les mêmes hommes à différents moments de leur vie. On leur donna le nom de « Frères de la Coste[9] ».
Mais quel homme était donc Alexandre-Olivier Exquemelin ou Oexmelin ou encore Exmelin, chirurgien flibustier ?

Natif de Honfleur en Normandie vers 1646, il serait décédé avant 1711 (en 1707 ?)[10]. Fils d'un apothicaire huguenot[11], il entreprend, à l'âge de 10 ans, des études dans un collège à Paris pendant trois ans, puis chez un maître-chirurgien pendant six ans et devient, en fin d'études, aide-chirurgien. Il envisage de retourner en Normandie, mais, après l'interdiction faite aux protestants, par l'Ordonnance royale du 2 avril 1666, de suivre les carrières médicales[12], il s'engage auprès de la Compagnie des Indes occidentales[13] afin, croit-il, de finir son apprentissage de chirurgien aux Amériques. Il part en qualité d'engagé, c'est-à-dire qu'il souscrit par contrat un engagement de trois ans avec la Compagnie, en toute méconnaissance de cause de ce qui l'y attendait !

En 1664, Jean-Baptiste Colbert (1619-1683) avait partagé le domaine colonial français en deux compagnies à hauteur du

---

[9] Besson M. *Les frères de la Coste. Flibustiers et Corsaires.* La Découvrance éditions, 2016.
[10] Jean Ollivier Alexandre Oexmelin. *L'âge D'or de la flibuste.* Éditions Messidor/La Farandole, 1987, Paris, 123 pages.
[11] Huguenot : l'Encyclopédie catholique propose cette étymologie : « À Tours, le roi Huguet était un terme générique pour désigner les fantômes qui viennent hanter les vivants, au lieu de faire leur temps au purgatoire. Comme les protestants sortaient la nuit, on commença à les appeler huguenots ».
[12] La révocation de l'Édit de Nantes, le 18 octobre 1685, entraîna une persécution des protestants. Sous Louis XIV (1638-1715), beaucoup de protestants trouvèrent un exutoire dans les Caraïbes.
[13] En 1664, Jean-Baptiste Colbert (1619-1683) a partagé le domaine colonial français en deux Compagnies à hauteur du Cap-de-Bonne-Espérance, créant à l'ouest la Compagnie des Indes occidentales et à l'Est la Compagnie des Indes Orientales.

Cap-de-Bonne-Espérance, créant à l'ouest la Compagnie des Indes occidentales et à l'est la Compagnie des Indes orientales.
Exquemelin s'embarque donc le 2 mai 1666 sur le navire marchand armé *Le Saint-Jean* qui appareille pour les Antilles. Après avoir levé l'ancre de la rade du Havre de Grâce, *Le Saint-Jean* rejoint *l'Hermine* à La Hague. *L'Hermine*, navire de la marine royale, armé de trente-six pièces de canons, escorte plusieurs vaisseaux de la Compagnie des Indes Occidentales qui se rendent en divers endroits : Sénégal, Antilles, Terre Neuve. Des navires hollandais l'accompagnent, ayant sollicité la protection au capitaine, le sieur de Sourdis, la France et les Pays-Bas étant alors en guerre avec l'Angleterre.

Le bateau quitte la Manche au Raz-de-Fonteneau. Après le passage du Cap-Finistère, une furieuse tempête dure deux jours, puis la mer se calme et le vent devient favorable. À deux cents lieues des Antilles, le *Saint-Jean* croise un navire anglais contre lequel il se bat pendant quatre heures.
La première île des Antilles aperçue est Sainte-Lucie, puis quatre jours plus tard Saint-Domingue que les Espagnols appellent Hispaniola. Le navire touche l'île de la Tortue le 7 juillet 1666 à midi.

Exquemelin, comme tout engagé[14], est vendu comme « esclave » pour trente écus au sieur de La Vie - le mal nommé - commis général de la Compagnie des Indes occidentales. Il s'agit d'un maître cruel qui peut disposer de son engagé à son gré. Exquemelin devient, contre sa volonté, défricheur de terre et non pas aide-chirurgien. Au bout d'un an de service, il tombe gravement malade du mal de Siam, c'est-à-dire de la fièvre

[14] Les engagés s'engageaient pour trois ans à servir un colon, période au terme de laquelle ils recevaient un pécule de 300 à 400 livres de tabac et pouvaient s'installer dans les îles ou bien retourner en France.

jaune. Son maître refusant de le soigner, il attire l'attention du gouverneur de l'île, Bernard d'Ogeron de la Bouère (1613-1676), qui le fait racheter par un maître-chirurgien auprès duquel il recommence à exercer la chirurgie. Puis, enfin libéré de son contrat d'engagé de trois ans, il rejoint le milieu des boucaniers, puis celui des flibustiers et sollicite un embarquement pour la « course » en qualité de chirurgien[15] [16].

Il navigue pendant huit ans, avec des flibustiers qui deviendront célèbres : Nau l'Olonais, Michel le Basque, Henry Morgan, Michel de Grammont, et d'autres… Puis il rentre en Europe en 1677, s'inscrit à l'École de médecine d'Amsterdam et rédige le premier manuscrit de son « Journal ». Il est reçu chirurgien le 26 octobre 1679. Il est alors considéré comme Flamand ou Hollandais. Peu après, il est expulsé de Hollande sur intervention des Espagnols, qui sont choqués par les jugements qu'il a écrits dans son livre sur leurs comportements en Amérique Centrale et aux Antilles.

Il repart aux îles en 1681. Il se serait alors engagé comme chirurgien-chef sur un vaisseau hollandais pour une campagne aux Antilles contre la France, avec laquelle les Pays-Bas étaient en guerre. Il aurait ensuite abjuré la religion protestante et se serait marié le 9 juin 1690 à Saint-Malo avec une dame catholique avec laquelle il aurait eu deux enfants[17].
Il aurait assisté aux obsèques du vice-amiral Jean II d'Estrées et serait lui-même décédé vers 1707.

---

[15] Aubry P, Gaüzère B-A. *La France et ses médecins aux Amériques du XVIe au XIXe siècle. Op. cit.*

[16] Brisou B, Sardet M. Exquemelin (Alexandre, Olivier). *Dictionnaire des médecins de la marine,* Service Historique de la Défense 2010, p. 305.

[17] Codignola L. Exquemelin Alexandre-Olivier. Histoire des aventuriers flibustiers. *Outre-Mers. Revue d'Histoire 2008 : 355-359.*

Notons qu'aucun document ne nous permet de connaître réellement la vie d'Exquemelin avant 1666 et après 1681.

LA CONQUÊTE DE L'AMÉRIQUE PAR LES ESPAGNOLS AUX XVE ET XVIE SIÈCLES

Le 3 août 1492, Christophe Colomb (1451-1506), un navigateur génois au service de la Reine Isabelle la catholique, reine de Castille (1451-1504) et de son mari, Ferdinand d'Aragon (1452-1516), roi d'Aragon, partait de Palos en Espagne avec trois caravelles la Santa-Maria, la Pinta et la Nina, et découvrait le 12 octobre 1492 un continent inconnu – l'Amérique – pensant avoir atteint les Indes orientales. Il s'agissait de l'actuelle Guanahani, une île des Bahamas. Puis, il débarqua le 6 décembre 1492 sur une île des Grandes Antilles à laquelle il donna le nom d'Hispanolia. Colomb s'en retourna en Europe et toucha l'Espagne le 14 mars 1493.

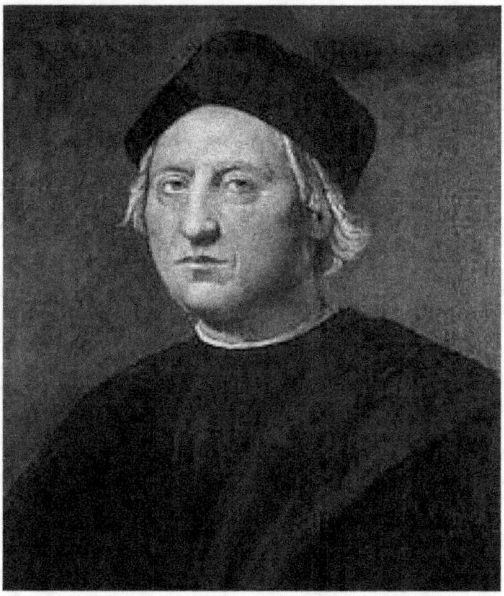

Figure 3 - Portrait présumé de Christophe Colomb.

Très rapidement, la rivalité sur les océans entre l'Espagne et le Portugal entraîna des négociations. Le traité de Tordesillas fut signé en 1494 en Castille sous l'égide du pape Alexandre VI, un pape espagnol (1431-1503), lequel aboutit au partage du monde entre les Portugais, riches des Indes et de leurs épices, et les Espagnols, riches des Amériques et de leurs mines d'or et d'argent. Ce traité précisait qu'une ligne nord-sud passant à trois cent soixante-dix lieues des îles du Cap-Vert servait de démarcation entre les territoires espagnols à l'ouest, et les territoires portugais à l'est. Ce traité plaçait le Brésil, découvert peu de temps après par le navigateur portugais Pedro Alvarez Cabral (1467-1520), sous la souveraineté portugaise et attribuait le reste des Amériques à l'Espagne.

En 1493, dès le deuxième voyage de Christophe Colomb commença la colonisation d'Hispaniola. L'exploration de la mer des Caraïbes et des côtes du golfe du Mexique se poursuivit lors du troisième (1498-1500) et du quatrième voyage (1502-1504) de Colomb. La conquête de l'Amérique par les Espagnols fut marquée par la découverte des Grandes Antilles (Hispaniola, Cuba, Jamaïque, Porto-Rico), puis des petites Antilles, ainsi que des côtes occidentales de la mer des Caraïbes de 1492 à 1519. Ce fut ensuite la conquête de l'Empire des Aztèques[18] par Hernan Cortés (1485-1547), un conquistador espagnol, qui va devenir la Nouvelle-Espagne, de 1519 à 1521, et enfin de la pénétration espagnole vers les hautes terres des Andes et l'Empire des Incas[19] de 1532 à

---

[18] Les Aztèques étaient un peuple mésoaméricain qui a prospéré entre le XIVe et le XVIe siècle dans le territoire correspondant à l'actuel Mexique. Ils ont été vaincus par les conquistadors espagnols menés par Hernán Cortés (1485-1547), qui désignera en 1525 cet immense territoire comme la Nouvelle-Espagne, au nom du petit-fils d'Isabelle de Castille, Charles Quint (1500-155).

[19] L'Empire inca fut, du XVe au XVIe siècle, le plus vaste Empire de l'Amérique précolombienne comprenant les territoires actuels du Pérou et de l'Équateur, ainsi qu'une partie de la Bolivie, du Chili et de l'Argentine. Il fut conquis par Francisco Pizarro (1475-1541) en 1532.

1535. Ainsi, se constitua le vaste Empire espagnol des Amériques[20].

Christophe Colomb avait été formé à l'école de la traite portugaise. La conquête de l'Amérique a entraîné l'esclavage des Amérindiens qui ne fut aboli, par ordonnance royale, qu'en 1679. La population amérindienne a été décimée par les conquistadors et les maladies importées d'Europe jusque-là inconnues en Amérique dont la rougeole et la variole. Aux Antilles, l'ampleur du désastre se solda en un demi-siècle par la disparition quasi-totale des Amérindiens.

La traite des Noirs entraîna aussi des maladies venant de la côte occidentale d'Afrique, dont la fièvre jaune. La traite négrière en Amérique débuta au tout début du XVIe siècle par les négociants portugais en relation directe avec les comptoirs de leurs compatriotes sur la côte occidentale d'Afrique. Entre 1550 et 1640, environ trois cent mille esclaves africains ont été déportés en Amérique. Ils répandirent le culte vaudou aux Caraïbes.

Après la conquête, le trafic maritime entre l'Espagne et l'Amérique a été surveillé et régulé par un organisme situé à Séville, *la Casa de Contratactión* créée en 1503. Afin de mettre le trafic hors de portée des pirates et autres corsaires barbaresques, la Couronne d'Espagne rendit la navigation en convoi obligatoire et organisa deux flottes annuelles, l'une pour la Nouvelle-Espagne[21], l'autre à la Carthagène des Indes

---

[20] Lavallé B. *L'Amérique espagnole. De Colomb à Bolivar.* Éditions Belin / Humensis, 2018, 303 p.

[21] Nouvelle-Espagne : le territoire de la Nouvelle-Espagne s'est étendu à la totalité de l'actuel Mexique, à presque toute l'Amérique centrale, à plusieurs États des États-Unis (Californie, Arizona, Nouveau-Mexique, Texas) [et aux Philippines]. Instaurée en 1535, elle disparut avec l'indépendance du Mexique en 1821 et fut également appelée pour cette raison « Vieux Mexique ».

et Panama (et au-delà au Pérou). Puis, les deux flottes se rassemblaient à Cuba, à La Havane, et revenaient en Espagne. Le trafic maritime connut une forte expansion au cours de la première moitié du XVIe siècle. Les exportations étaient constituées par les métaux précieux, en premier l'or, puis l'argent, et les perles qui attirèrent les Espagnols dès leur arrivée en Amérique, et pour lesquels ils firent travailler des milliers de travailleurs amérindiens dans les mines du Pérou et du Mexique et aux pêcheries de perles de l'île de la Marguarita, au large de la côte du Venezuela[22].

[22] Lavallé B. *Op. cit.*

L'EUROPE ET L'AMÉRIQUE ESPAGNOLE DU XVE AU XVIIE SIÈCLE

Le roi de France François 1er (1494-1547) n'accepta pas le partage des océans et déclara le 27 janvier 1541 : « *Est-ce déclarer la guerre et contrevenir à mon amitié avec Sa Majesté catholique que d'envoyer là-bas mes navires ? Le soleil luit pour moi comme pour les autres : je voudrais bien voir la clause du testament d'Adam qui m'exclut du partage du monde* ».
À la fin du XVe siècle, le traité de Tordesillas fut donc remis en question : la mer n'appartient ni à l'Espagne, ni au Portugal. Elle est un territoire international et toutes les nations sont libres de l'utiliser pour le commerce maritime.

Dès 1523, des navires appartenant à l'armateur français Jean Ango (1480-1551), de Dieppe, avaient rencontré au large des Açores des bâtiments espagnols transportant des trésors aztèques (bijoux et ornements en or) envoyés par Hernan Cortés et les avaient arraisonnés[23]. Ce butin fit sensation à Dieppe et à Paris. Des corsaires[24] dieppois lancèrent alors des attaques contre les ports des Grandes Antilles et du continent américain (la Terre ferme). Ils abordèrent les navires effectuant le cabotage entre les îles et le continent. Des bâtiments à l'ancre dans les ports espagnols firent l'objet de raids. En 1553, un corsaire normand, François Le Clerc[25] (? - 1563) - dit « Jambe de bois » - reçut du roi Henri II (1519-1559) une lettre de marque l'autorisant à pratiquer la course.

---

[23] Moreau J-P. *Pirates, flibuste et piraterie dans la Caraïbe et les mers du sud (1522-1725).* Tallandier 2006, 478 p.

[24] Le mot corsaire est ici employé, celui de flibustier étant réservé au XVIIe siècle.

[25] Originaire de Réville ou de Gréville-Hague, il est connu comme le premier pirate de l'ère moderne à avoir une jambe de bois. Il est également le premier à avoir obtenu une lettre de marque qu'il reçut d'Henri II qui l'anoblit en 1551, rendant ainsi hommage à sa hardiesse.

Au cours de la deuxième moitié du XVIe siècle, Anglais et Hollandais partirent aussi à l'assaut des richesses espagnoles. À l'époque de la reine Elizabeth 1re d'Angleterre (1533-1603), des corsaires anglais appelés « les Chiens de Mer », dont le leader était John Hawkins (1532-1595) et le plus célèbre Francis Drake (1540-1596), attaquaient les bateaux espagnols dans la mer des Caraïbes et s'adonnaient à la traite négrière. Quant aux Hollandais, ils se livraient à la contrebande et ne menèrent des expéditions pour la capture des trésors que plus tard avec le corsaire Piet Heyn (1577-1629).

La plus ancienne description d'un voyage complet de flibuste est donnée dans la « *Relation d'un voyage infortuné fait aux Indes occidentales par le capitaine Fleury avec la description des îles qu'on y rencontre par l'un de ceux qui firent le voyage 1618-1620* ». Il s'agit d'un manuscrit côté n° 590 de la bibliothèque Inguimbertine[26] de Carpentras dans le Vaucluse. Son auteur inconnu - dénommé « l'Anonyme de Carpentras » - relate le voyage d'un capitaine flibustier, Charles Fleury, qui avait reçu une lettre de marque l'autorisant à piller tout bien espagnol ou portugais. Fleury appareilla de Dieppe le 20 juin 1618 et après avoir atteint le Cap-Vert, le Brésil, les Antilles, dont la Barbade et la Martinique, puis la Floride et Terre neuve, il s'en revint à Dieppe le 10 septembre 1620. Son périple avait duré vingt-six mois.
Alors que la flibuste s'installe dans les Antilles, en Europe la première moitié du XVIIe siècle est marquée par la guerre de Trente Ans (1618-1648). Ce conflit oppose d'une part la maison des Habsbourg d'Espagne et du Saint-Empire romain germanique[27] soutenus par la papauté, et d'autre part les États allemands protestants, auxquels sont alliées les puissances

[26] Inguimbertine : bibliothèque-musée construite en 1745 dans la ville de Carpentras.
[27] Saint-Empire romain germanique : regroupement politique de plusieurs principautés d'Europe centrale de 962 à 1806.

européennes voisines à majorité protestante, les Provinces-Unies[28] et les pays scandinaves, ainsi que la France, qui bien que catholique et luttant chez elle contre les protestants, entendait réduire la puissance de la maison de Habsbourg.

La paix de Westphalie fut signée entre les Provinces-Unies et l'Espagne d'une part et entre la France et le Saint-Empire d'autre part. La guerre franco-espagnole de 1635 à 1659 se termina par la paix des Pyrénées. À la mort du Cardinal Mazarin (1602-1661), Louis XIV (1638-1715) prend le pouvoir le 10 mars 1661 et inaugure une période de paix de 11 ans. En 1672, éclate la guerre de Hollande (1672-1678) qui oppose la France, l'Angleterre et la Suède à une alliance comprenant les Provinces-Unies, le Saint-Empire et l'Espagne et qui se termine par la paix de Nimègue en 1678.

Puis, l'Europe va se coaliser contre la France : c'est la ligue d'Augsbourg qui comprend l'Angleterre, le Saint-Empire romain germanique, l'Espagne, les Provinces-Unies, la Suède. Il s'agit d'une inversion des alliances en Europe : l'Angleterre « casse » l'alliance avec la France qui se retrouve isolée. La guerre de la ligue d'Augsbourg (1688-1697) se termine par la paix de Ryswick en 1697. Enfin, au tout début du XVIIIe siècle, la guerre de Succession d'Espagne (1701-1714) oppose plusieurs pays européens, dont l'Angleterre et les Provinces-Unies, à la France. Ces deux dernières guerres marquent un tournant dans l'histoire européenne : l'Angleterre s'affirme comme une puissance majeure en Europe alors que l'Espagne devient une puissance secondaire.

[28] Provinces-Unies, officiellement république des Sept Provinces-Unies des Pays-Bas. État créé en 1581 dans le cadre du soulèvement des Pays-Bas contre Philippe II et disparu en 1795, remplacé par la République batave.

Il y a eu au XVIIe siècle des changements fréquents d'alliance : les Espagnols, longtemps ennemis, du moins sur place, devenaient amis ; les Anglais, d'alliés, devenaient ennemis ; les Hollandais, avec lesquels la collaboration avait été étroite, devenaient aussi ennemis. Les guerres en Europe allaient retentir sur les relations entre la France, l'Angleterre et les Pays-Bas dans les Caraïbes.
Les trois pays européens présents dans les Caraïbes (France, Angleterre, Pays-Bas) vont créer des Compagnies pour gérer le commerce avec leurs colonies. La Compagnie hollandaise des Indes occidentales est fondée en 1621 et la Compagnie française des Indes occidentales en 1664[29]. Quant aux Anglais, ils ont fondé la « *Company of adventurers for the plantation of the islands of Providence, Henrietta and adjacent islands* » en 1629 par un groupe d'investisseurs puritains afin d'établir la colonie de l'île Providence dans les Caraïbes. Avec la création de ces compagnies de commerce, le monopole espagnol disparaît. Après son développement et son âge d'or au XVIe siècle, la colonie espagnole est en déclin à l'époque à laquelle débute le règne des flibustiers.

La chasse aux trésors de l'Espagne se fit d'abord à partir des ports européens[30]. Les armements effectués dans les ports français pour l'Amérique étaient ceux de la Normandie (Honfleur, Dieppe), de la Saintonge (La Rochelle) et du Pays basque-Sud Gascogne. (Saint-Jean-de-Luz, Ciboure, Capbreton et Bayonne). Mais, de plus en plus, au cours de la première moitié du XVIIe siècle, les corsaires devenus aventuriers flibustiers s'installèrent en permanence dans les îles d'Amérique qui devinrent les hauts lieux de la flibuste. Tout d'abord à l'île de La Tortue au nord

---

[29] La Compagnie française des Indes occidentales disparut en 1674, le pouvoir royal se substituant à celui de la Compagnie dont les privilèges furent abolis.

[30] Butel P. *Les Caraïbes au temps des flibustiers. XVe-XVIIe siècles.* Aubier Montaigne, 13 quai de Conti, Paris, 6e, 1982, 299 p.

d'Hispaniola, dès 1630, pour les Français et les Anglais, plus tard à Curaçao en 1634 pour les Hollandais et enfin à la Jamaïque en 1655 pour les Anglais.

Nous ne serons donc pas surpris de retrouver, tout au long du XVIIe siècle, les grandes heures de la flibuste à l'île de la Tortue et à la côte d'Hispaniola, devenue Saint-Domingue en 1665 pour les Français, et à l'île de la Jamaïque pour les Anglais.

LA FRANCE AUX PETITES ANTILLES AU XVIIE SIÈCLE, DE L'ISLE DE SAINT-CHRISTOPHE À « L'ISLE DE LA TORTUE ET À LA COSTE DE SAINT-DOMINGUE »

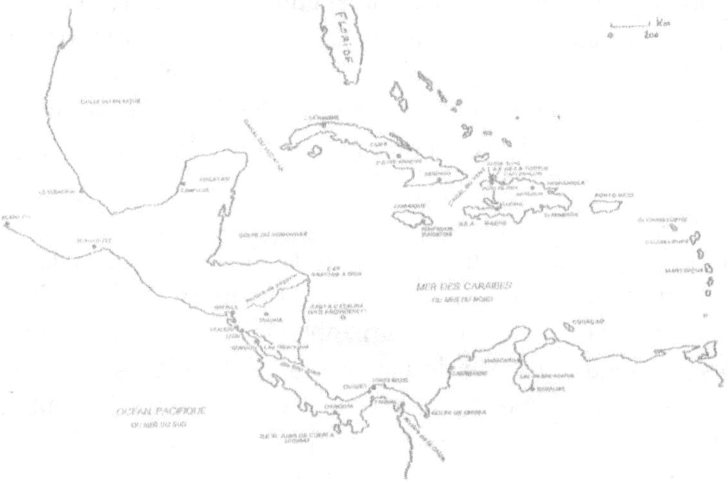

Figure 4 - Carte des Grandes et Petites Antilles.

L'île de Saint-Christophe fut la première colonie française fondée aux Petites Antilles[31]. En 1625, Pierre Belain d'Esnambuc (1585-1636), un flibustier normand, interceptait déjà les galions[32] espagnols dans la mer des Antilles.

Après un combat naval et afin de réparer des avaries, Belain d'Esnambuc dut se réfugier sur l'île de Saint-Christophe. L'île était déjà occupée en partie par un militaire anglais Thomas Warner (1580-1649) réfugié sur l'île depuis 1624. Français et Anglais trouvent un accord et s'unissent contre les Amérindiens. Les Anglais occupent la partie centrale, et les Français

---

[31] Saint-Christophe, en anglais *Saint Kitts*, est la plus grande partie de la fédération qu'elle forme actuellement avec Niévès pour constituer l'État de Saint-Christophe-et-Niévès.

[32] Galion : grand navire à voiles armé et naviguant en convoi.

occupent les deux extrémités de l'île. Les conditions sont très difficiles pour les colons français qui sont mal approvisionnés par la compagnie et qui ne doivent leur survie qu'au commerce avec les Hollandais.

Belain d'Esnambuc se fait colon et cultive du pétun (tabac). Il rentre en France en 1626, les cales de son navire regorgeant de pétun. Il est convoqué par le Cardinal de Richelieu (1585-1642) et le convainc de faire de la partie française de Saint-Christophe une colonie, la première colonie française fondée aux Antilles.

La Compagnie des Seigneurs de Saint-Christophe, compagnie de commerce, est fondée le 31 octobre 1626. Belain d'Esnambuc regagne Saint-Christophe le 22 février 1627 avec trois vaisseaux chargés de provisions et d'engagés, dont un tiers meurt en route du scorbut et de dysenterie. En outre, Belin d'Esnambuc a obtenu le pouvoir de délivrer des commissions aux capitaines flibustiers.

Anglais et Français signent le traité dit « du Figuier » qui établit les limites des deux colonies de Saint-Christophe. Mais la colonie française périclite et les Anglais en profitent pour occuper des terres françaises. Belain d'Esnambuc retourne alors en France, en rend compte à Richelieu qui envoie une escadre commandée par l'amiral François de Rotondy, sieur de Cahuzac (ou de Cussac) qui arrive à Saint-Christophe en août 1629. Battus à la bataille de l'anse aux Papillons, les Anglais restituent les terres prises aux Français. Mais, en octobre 1629, une flotte espagnole commandée par l'amiral Don Fabrique Alvarez de Tolède y Mendoza (1580-1634) attaque Saint-Christophe. Face à la puissance espagnole, les Français doivent fuir Saint-Christophe. Ils errent en mer avant d'aborder d'autres îles des Petites Antilles, dont l'île de la

Tortue, qui va devenir le point de ralliement des flibustiers français, anglais et hollandais.

Belain d'Esnambuc retourne à Saint-Christophe et récupère les terres françaises. Les Français vont jouir de quelques années de paix et de prospérité grâce à la culture du tabac. La colonie de Saint-Christophe prend de l'extension et Belain d'Esnambuc décide de créer des colonies dans les îles voisines, en installant des cultivateurs de Saint-Christophe à la Martinique en 1635. Il revient à Saint-Christophe où il meurt en décembre 1636. Apprenant la mort de Pierre Belain d'Esnambuc, Richelieu déclare : « *Le roi vient de perdre un de ses plus fidèles serviteurs* ».

L'histoire de l'île de la Tortue s'inscrit au XVIIe siècle dans une période d'une soixante d'années au cours desquelles l'île fut un enjeu entre la France, l'Angleterre et l'Espagne, avant de devenir définitivement française. Quant aux côtes d'Hispaniola, colonie espagnole, elles étaient fréquentées, depuis près d'un siècle, par les marins français, anglais et hollandais. Hispaniola, délaissée par les Espagnols laissant sur place des milliers de têtes de bétail qui vont se multiplier à l'état sauvage, deviendra Saint-Domingue, vocable donné à Hispaniola par les Français au XVIIe siècle, du nom de sa capitale Santo-Domingo sur la côte sud de l'île.

L'île de La Tortue est attaquée à plusieurs reprises par les Espagnols qui tuent des colons, brûlent les cases et les cultures et enlèvent les esclaves. Puis, en 1639, les Anglais, plus nombreux, attaquent les Français qui demandent l'aide du gouverneur de Saint-Christophe, Philippe de Lonvilliers de Poincy (1584-1660), un officier de marine, commandeur de l'ordre de Malte[33], successeur de Pierre Belin d'Esnambuc à

[33] L'ordre de Malte ou ordre de Saint-Jean-de-Jérusalem possédait quatre îles des Caraïbes : Saint-Christophe, Sainte-Croix, Saint-Barthélemy et

la tête de la Compagnie des îles d'Amérique créée le 12 février 1635 et qui gère l'ensemble des possessions françaises dans les Caraïbes.

De Poincy envoie François Le Vasseur (?-1652), un huguenot, ingénieur de la marine royale, qui avait accompagné Belain d'Esnambuc dans les années 1620 dans ses courses aux Antilles contre les Espagnols. Le Vasseur part avec une quarantaine de Français, débarque sur un îlet près de la côte de Saint-Domingue, tente de s'entendre, sans succès, avec les Anglais, s'associe à des boucaniers de Saint-Domingue et débarque à la Tortue à la fin du mois d'août 1640 et l'occupe sans aucune résistance des Anglais. Le Vasseur va fortifier la Tortue, bâtir un fort sur une plateforme rocheuse, commandant la rade de Basse Terre. En novembre 1641, de Poincy – un catholique – et Le Vasseur – un huguenot – passent une convention secrète concernant la liberté de culte et le partage d'une partie des prises en mer entre les deux signataires. Cette convention est en contravention avec le monopole de la Compagnie des îles d'Amérique. Puis, Le Vasseur se détache de Poincy et de la Compagnie, persécute les catholiques, se conduit en despote, et finit assassiné par ses deux plus proches compagnons. Pendant la gouvernance de Le Vasseur, entre 1640 et 1652, des dizaines d'engagés arrivèrent de France à la Tortue.

À la mort de Le Vasseur, de Poincy reprit le contrôle de la Tortue et nomma à la fin de l'année 1652, Timoléon Hotman de Fontenay (?-1658), chevalier de l'ordre de Malte, gouverneur de l'île de la Tortue, lequel développa les activités

Saint-Martin. À la suite de la dissolution de la Compagnie des îles d'Amérique, de Poincy convainc le Grand Maître de l'ordre de Malte d'acheter les quatre îles qui restèrent la propriété de l'ordre jusqu'en 1665, année où l'ordre les vendit à la Compagnie des Indes occidentales.

« corsaires » de la Tortue vers Saint-Domingue et la côte de Carthagène des Indes.
C'en est trop pour les Espagnols qui décident de supprimer ce bastion « corsaire », débarquent à la Tortue le 8 janvier 1653, battent les Français et leur font une offre de capitulation le 15 janvier : les Français peuvent se retirer avec armes et bagages sur les navires en rade de Basse Terre. De Fontenay capitule. Une partie des Français part s'établir sur la côte nord de Saint-Domingue, mais dès septembre, il revient à la Tortue. Les Espagnols de Saint-Domingue proposent alors à la Cour d'Espagne de reprendre la Tortue, mais cette offre reste sans réponse. Les Anglais de la Jamaïque nomment un gouverneur à la Tortue, ainsi que les Français, chaque gouverneur ayant autorité sur ses compagnons, comme cela se pratiquait depuis 1626 à Saint-Christophe.

Le gouverneur français Jérémie Deschamps du Rausset (vers 1610–vers 1670), ancien compagnon de Le Vasseur, qui avait obtenu à la fois des commissions françaises et anglaises, reprend l'île de la Tortue au nom des autorités anglaises en 1660 et remet à des flibustiers des commissions en son propre nom, ce qui entraîne sa destitution par le gouverneur anglais de la Jamaïque en 1664. Du Rausset décide alors de gouverner l'île en vertu de sa commission française s'affranchissant ainsi de la tutelle anglaise, puis il revend l'île pour quinze mille livres tournois[34] en 1664 à la Compagnie française des Indes occidentales. Il est alors remplacé par son neveu Frédéric Deschamps de la Place dont nous ne connaissons pas grand-chose en dehors du fait qu'il donna un bateau à François L'Olonnais dans les années 1660. De la Place savait ce que

[34] Livre tournois : monnaie de référence sous l'Ancien Régime. Elle tire son nom de ce qu'elle a été d'abord frappée à Tours. En concurrence avec la livre parisis à partir du XIIIe siècle, elle devint l'unique monnaie de compte en 1667 et disparut en 1795 avec la création du franc.

L'Olonnais entendait faire du navire, mais la France étant en guerre avec l'Espagne et il ne voyait que des avantages à envoyer un nouveau bateau en mer.

C'est à partir de cette date que deux flibustiers, le Français François l'Olonais et le Gallois Henry Morgan vont marquer l'histoire de la flibuste.

En 1664, la Compagnie des Indes occidentales fut rétablie et le nouveau gouverneur de la Tortue fut Bertrand D'Ogeron de la Bouère (1613-1676). Né à Rochefort-sur-Loire le 19 mars 1613, capitaine au régiment de la Marine, il s'était embarqué pour les Antilles en 1657. Après un naufrage à Saint-Domingue, il y mena la vie de boucanier. Il fut nommé gouverneur de l'île de la Tortue par la Compagnie des Indes en juin 1665 et le resta pendant 10 ans. Il assura le transport de centaines d'engagés, introduisit des femmes et instaura son autorité au milieu d'aventuriers peu enclins à respecter les lois.

Sur la plaque apposée en octobre 1864 à l'église Saint-Séverin à Paris, il est écrit « *Le dernier jour de janvier MDCLXXVI (1676) sur cette paroisse de Saint-Séverin est mort rue de Mâcons-Sorbonne, Bertrand Ogeron, Sieur de la Bouère-en-Jallais, qui de MDCLXIV (1664) à MDCLXXV (1675) jeta les fondements d'une société civile et religieuse au milieu des flibustiers et des boucaniers des îles de la Tortue et de Saint-Domingue. Il prépara ainsi, par les voies mystérieuses de la providence, les destinées de la République d'Haïti* ».
Un bel hommage à ce gouverneur auquel Exquemelin devait sa survie puisqu'il l'avait tiré de la tyrannie de son cruel maître avant la fin de ses trois ans de contrat.
Vers 1640, les flibustiers vont former une confrérie « *La Coustume des Frères de la Coste* » dont les principes fondamentaux étaient l'élection du capitaine et des officiers et le

partage en bonne et due forme des prises faites au cours des expéditions[35] [36] [37] [38] [39].

Plusieurs personnages cités dont Exquemelin et Le Vasseur étaient des huguenots. L'Édit de Nantes avait été promulgué par Henri IV (1553-1610) en 1598 mettant fin à trente-six ans de guerres religieuses entre catholiques et protestants. Mais sous Louis XIV, les protestants étaient mal vus en France et la révocation de l'Édit de Nantes de 1685 aggrava leurs persécutions. Ils trouvèrent alors un exutoire dans les Caraïbes[40] où leur esprit d'entreprise, leur rôle dans l'administration de la Compagnie des Indes occidentales, le commerce, la Marine et les plantations facilitèrent leur culte.

---

[35] Besson M. *Op.cit.*

[36] Butel P. *Les Caraïbes au temps des flibustiers XVIe-XVIIe siècles. Op. cit.*

[37] Le Bris M, Serna V. *Pirates et flibustiers des Caraïbes*. Éditions Hoëbeke, Centre culturel, abbaye de Saoulas 2001.214 p

[38] Merrien J. *Corsaires et Flibustiers*. L'Ancre de Marine, 1996. 348 p

[39] Moreau J-P. *Pirates. Flibuste et piraterie dans la Caraïbe et les mers du sud (1522-1725).* Éditions Tallandier, 2006, 478 p

[40]. Roussel C-Y. *Des capitaines protestants et Louis XIV. Des Antilles au golfe de Gascogne*. L'Harmattan, 2023. 241 p.

L'ÎLE DE LA TORTUE ET L'ÎLE DE SAINT-DOMINGUE D'APRÈS EXQUEMELIN

Exquemelin décrit l'île de la Tortue et l'île d'Hispaniola dans les chapitres II et VI du Tome premier de son livre[41], dans l'édition parue en 1699.

L'île de la Tortue[42] [43] est un territoire de 37,5 kilomètres de long et d'un peu moins de 7 kilomètres de large, situé au nord de la ligne équinoxiale[44]. Elle a la « figure » d'une carapace de tortue flottant sur l'eau et fut baptisée ainsi par Christophe Colomb lorsqu'il la découvrit le 6 décembre 1492.

Exquemelin écrit dans le chapitre II : *« Cette île n'est accessible que du côté du midi, par un canal large de deux lieues, qui la sépare de l'île de Saint-Domingue, où elle a un assez bon port. On y est à l'abri de tous les vents, qui ne sont jamais violents dans ces quartiers ; elle n'a aucun port que celui-là qui puisse servir d'abri aux navires. Il n'y a qu'un petit bourg qu'on nomme Basse-Terre où sont les magasins des habitants et des gargotiers qui demeurent devant le port. Il y a dans cette île six quartiers habités savoir : la Basse-Terre, Cayonne, la Montagne, le Ringot, et la Pointe au maçon […]. En général,*

---

[41] Exquemelin A-0. *Histoire des Aventuriers Flibustiers qui se sont signalés dans les Indes. Nouvelle Édition. Tome premier.* Chez Jacques Lefebvre ; M DC XCIX. pp. 17-22 et pp. 83-101.

[42] L'île de la Tortue constitue actuellement une commune d'Haïti. Elle se trouve à 7 km au large de la ville de Saint-Louis-du-Nord et à 8 km au nord de Port-de-Paix, séparée de ces deux cités par un bras de mer.

[43] Camus M-C. *L'ile de la Tortue au cœur de la Flibuste caraïbe.* L'Harmattan 1997,153 p.

[44] La ligne équinoxiale ou Ligne d'équinoxe est la droite d'intersection du plan de l'écliptique, qui est celui de l'orbite de la Terre, avec le plan de l'équateur céleste, qui est celui de l'équateur terrestre. Elle est perpendiculaire à la ligne des solstices ou ligne solsticiale.

il y a peu d'eau dans l'île, excepté quelques sources où les habitants vont puiser ce qui les oblige à ramasser l'eau de pluie [...]. On trouve dans l'île de la Tortue tous les fruits qui nous viennent des Antilles ; on y fait d'excellent tabac, qui surpasse en bonté celui de toutes les autres îles. Les cannes à sucre y viennent d'une grosseur extraordinaire et y sont plus sucrées qu'ailleurs, c'est-à-dire qu'elles sont moins aqueuses. Il y croît plusieurs plantes et arbres médicinaux. Il y a peu de chasse ; les seules bêtes à quatre pieds que l'on y voit sont des sangliers, qu'on a apportés de la Grande-Terre et qui y ont assez multiplié. Mais, par l'ordonnance de M. d'Orgeron, qui en était gouverneur en mon temps, il est défendu de chasser avec des chiens, pour ne pas faire une trop grande destruction de ces animaux en sorte que dans la nécessité, les habitants puissent s'en nourrir ».

Le gouverneur Bernard d'Orgeron a développé la Colonie de la Tortue plus que tous les autres gouverneurs avant lui. Il a fait venir des femmes de France et les a mariées d'abord aux habitants, ce qui donna envie aux boucaniers et aux flibustiers de faire de même. Un jour qu'il était arrivé un grand nombre de femmes, les flibustiers se rendirent au port et chacun d'eux choisit celle qu'il trouva le plus à son gré. Il n'y eut aucune dispute entre eux, le plus faible cédant toujours au plus fort. Un flibustier s'approcha de celle qu'il avait choisie, et se tenant debout devant elle appuyé sur son fusil, lui dit : « *Je ne vous demande point compte du passé, vous n'étiez pas à moi. Répondez-moi seulement de l'avenir maintenant que vous allez m'appartenir. Je vous quitte de tout le reste* ». Puis frappant de la main sur le canon de son fusil, il ajouta : « *Voilà ce qui me vengera de vos infidélités si vous m'en faites, si vous me manquez, il ne vous manquera pas* ». Ensuite, il l'emmena...
En voyage en France, d'Orgeron fit connaître les profits que l'on pouvait tirer de cette contrée, demanda qu'on lui envoie

douze navires marchands tous les ans, chargés de marchandises et qui repartiraient en France avec des produits du pays : le tabac des habitants, les cuirs des boucaniers, l'argent des Espagnols pris par les flibustiers. Mais les navires marchands appartenaient à la Compagnie des Indes et d'Orgeron rappela aux habitants la défense qui leur était faite de négocier directement avec les étrangers - en pratique les Hollandais - ce qui entraîna des rebellions et nécessita le secours de M. le Chevalier de Sourdis, celui qui commandait l'*Hermine* en 1666 et qui était alors dans les îles avec des navires de guerre.

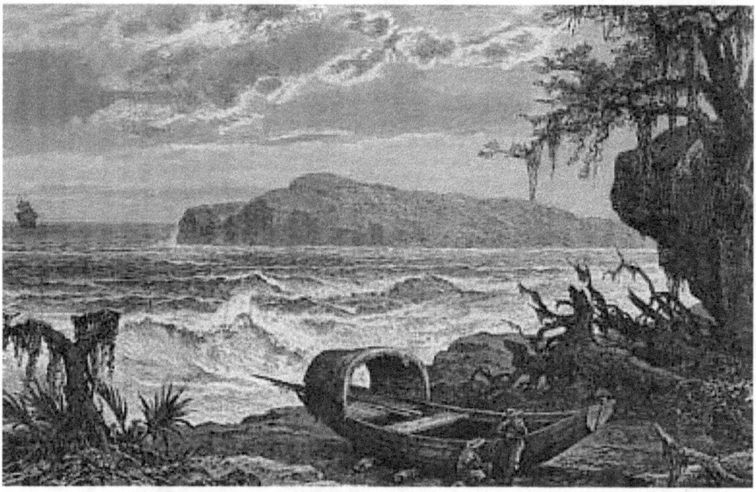

Figure 5 - L'île de la Tortue.

Dans le chapitre VI, Exquemelin décrit l'île d'Hispaniola. Située au centre des Grandes Antilles, à 87 km à l'est-sud-est de Cuba, à 114 km à l'ouest-nord-ouest de l'île de Porto-Rico, Hispaniola a une superficie de 76 480 km² et mesure environ 580 km d'est en ouest, et sa plus grande largeur du nord au sud-est de 255 km. Les côtes sont très découpées et sont baignées au nord et à l'est par l'océan Atlantique, au sud et à l'ouest par la mer des Antilles. Il s'agit d'une île montagneuse : le Pico Duarte, point culminant, s'élève à 3 098 mètres.

Exquemelin écrit : "*Les Espagnols ont été les premiers chrétiens qui ont découvert et habité l'île après avoir exterminé plusieurs nations d'Indiens [...] ; les anciens habitants de ces lieux étaient des hommes aussi sauvages que barbares, allant tout nus [...]. Ces peuples ne connaissaient ni Dieu, ni Supérieur, ni Loi, ainsi, il était difficile de les réduire par adresse, encore plus par la force : combattre avec eux était proprement chasser aux bêtes sauvages [...]. Les Espagnols les ont détruits autant qu'ils ont pu et, après cette destruction, ils se sont établis sur l'île [...]. « Cette île est remplie de très belles prairies [...]. Les Espagnols ont peuplé l'île de beaucoup d'animaux à quatre pattes qui n'y étaient pas avant comme bœufs, chevaux et sangliers [...]. »*
« La capitale de cette île est Santo-Domingo entourée de murailles et il y a un fort qui défend l'embouchure de la rivière sur le bord de laquelle elle est bâtie [...]. Le Port de Santo-Domingo peut contenir des flottes considérables [...]. C'est ici le seul port où les Espagnols négocient [...]. Cette ville fournit les places que les Espagnols ont dans cette île, de toute sorte de marchandises, et de choses nécessaires à la vie, et les habitants des autres villes y apportent leurs marchandises, afin de les vendre sur le lieu ou de les embarquer pour être transportées en Espagne ou ailleurs ». Au centre de l'île se trouve « une petite ville champêtre nommée Saint-Jago-de-los-Cavalleros dont les habitants sont presque tous des Chasseurs. Leur commerce est de cuirs et de suif[45] *qu'ils portent à vendre à Santo-Domingo ».*

À l'ouest de Santo-Domingo, au sud de l'île, « *s'ouvre la baie d'Ocoa, qui peut contenir quantité de vaisseaux. Sur cette baie, est situé le bourg d'Affo. Ceux qui y demeurent ne font trafic que de cuirs et de tabac [...].* Proche du bourg d'Affo, il y en a un autre nommé Saint-Jean-de-Goave, lequel est bâti près d'une grande prairie où les Espagnols et les Français se

---

[45] Suif : graisse fondue d'animaux comme le bœuf.

sont souvent *« escarmouchés »*. Ce bourg n'est habité que de Malatos (mulâtres), gens de sang-mêlé, la plupart esclaves des marchands de Santo-Domingo.

Saint-Domingue renfermait plusieurs mines d'or, d'argent et de fer. Les Espagnols exploitèrent l'or qui était la première richesse de l'île. Mais l'or fut rapidement épuisé et dès 1530, Hispaniola n'envoyait plus d'or en Espagne. L'île fut ensuite délaissée, notamment dans sa partie occidentale par les Espagnols à la fin du XVIe siècle et très vite convoitée par les boucaniers et les flibustiers établis à l'île de la Tortue.

« Les Français étant venus dans cette île, s'y sont tellement accrus, qu'aujourd'hui ils sont plus en état d'y chasser les Espagnols, que les Espagnols en chasser les Français. Ils ont plus de la moitié de l'île ».
Les Français ont commencé à aborder les côtes, s'installant du cap de Lobos au sud jusqu'au Cap-Français, rebaptisé Cap-Haïtien, lors de l'indépendance d'Haïti, au nord-est, en passant par l'île-à-Vache, le Cap-de-Tuberon, et le Môle Saint-Nicolas. Ils se fixèrent en face de la Tortue à Port-de-Paix, à Port-Margot, à Limonade, mais aussi au sud-ouest au Petit-Goâve, au Grand-Goâve, à Léogâne, dans la région où fut fondé en 1749 Port-au-Prince qui remplaça en 1770 le Cap-Français comme capitale de la colonie de Saint-Domingue.

En 1665, la colonisation française sur la partie occidentale d'Hispaniola fut officiellement reconnue par Louis XIV et en 1697, le traité de Ryswick mit fin aux tentatives de sa reconquête par l'Espagne. En 1685, le gouverneur, Tarin de Cussy s'installa à Port-de-Paix avec une garnison d'une cinquantaine de soldats français.

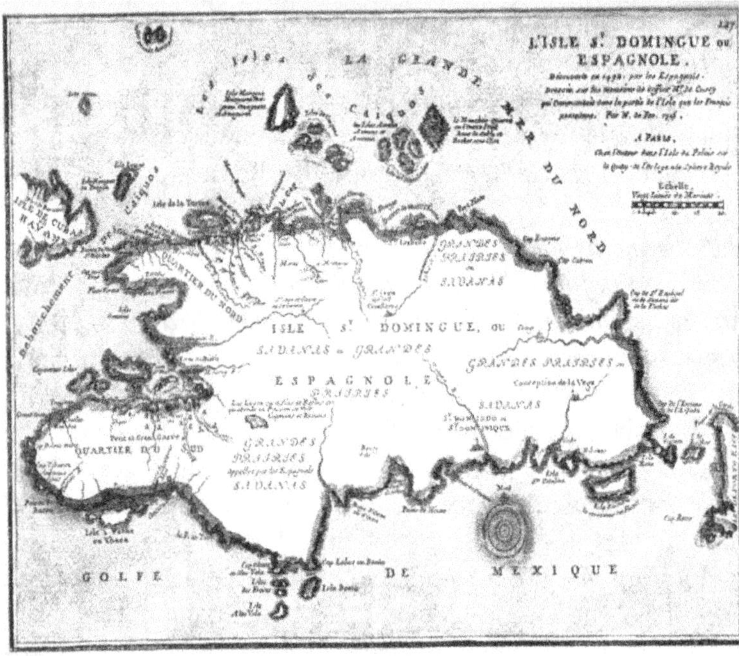

Figure 6 - Carte de l'île d'Hispaniola en 1665.

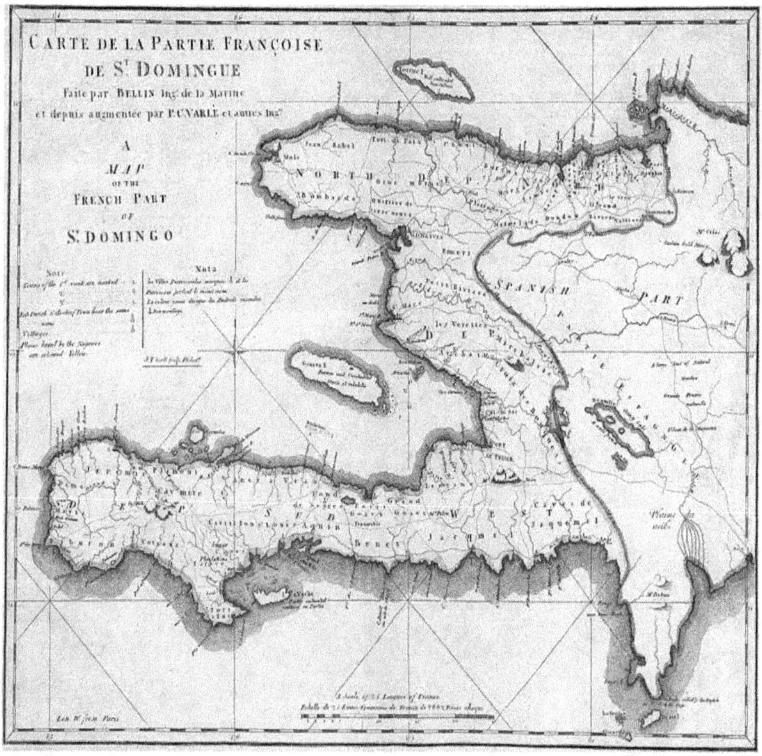

Figure 7 - Carte de la partie française de Saint-Domingue.

EXQUEMELIN ET LES AMÉRINDIENS

Lors de la découverte des Amériques par Christophe Colomb en 1492, les Amérindiens occupaient la totalité des Amériques, du nord au sud, ainsi que les Caraïbes. Moins de deux siècles plus tard, à l'arrivée d'Alexandre-Olivier Exquemelin à Hispaniola en 1666, beaucoup de nations indiennes n'existaient plus, exterminées ou déculturées. Les guerres, les massacres, l'esclavage, les déplacements de tribus, la famine, les épidémies contre lesquelles les Amérindiens n'étaient pas immunisés ont conduit au « génocide amérindien ».

Chacun a en mémoire la conquête des Empires du continent : l'Empire aztèque en 1520-1521 par Hernan Cortés (1485-1547) et l'Empire Inca, le plus vaste empire des Amériques, en 1531 par Francisco Pizarro (1475-1541). Quand Charles Quint ordonna le 1er avril 1550 d'interrompre les conquêtes du Nouveau Monde pour des raisons morales et que l'Église catholique réaffirma son opposition à l'esclavage des Indiens, il était déjà trop tard : « *Sur les 80 millions d'habitants aux Amériques en 1500, il en reste 10 au milieu du XVIe siècle. Aucun des grands massacres du XXe siècle ne peut être comparé à cette hécatombe* ».

L'Homme serait apparu dans l'archipel antillais à partir du Ve siècle av. J.-C. Il s'agit de la période pré-céramique, caractérisée par l'absence de poterie, l'Homme vivant de la cueillette, de la chasse et de la pêche.
Les Antilles auraient été occupées par les Arawaks[46], qui seraient venus du bassin de l'Orénoque. D'abord les Petites Antilles – les indices de peuplement les plus anciens à la Barbade datent de 380 ap. J.-C. – puis les Grandes Antilles vers 700 ap. J.-C., peuplées par des groupes Arawaks, appelés

[46] Nicolas A. *Histoire de la Martinique. Des Arawaks à 1848*. Tome 1. L'Harmattan 1996, 404 p.

les Taïnos, qui auraient été les premiers en contact avec Christophe Colomb. C'étaient des agriculteurs pacifiques, qui introduisirent l'agriculture sur brûlis et la culture du manioc qui fournissait l'essentiel de leur subsistance avec la chasse et la pêche.

C'était « *un peuple doux, pacifique et très simple* ». Ils allèrent à la nage à la rencontre des Espagnols et lorsque ceux-ci débarquèrent, les Arawaks leur apportèrent de la nourriture et de l'eau. Colomb écrira : « *Ils nous apportèrent des perroquets, des ballots de coton, des javelots et bien d'autres choses qu'ils échangèrent contre des perles de verre et des grelots. Ils échangèrent de bon cœur tout ce qu'ils possédaient. Ils étaient bien bâtis, avec des corps harmonieux et des visages gracieux [...]. Ils ne portent pas d'arme, et ne les connaissent d'ailleurs pas, car lorsque je leur ai montré une épée, ils la prirent par la lame et se coupèrent par ignorance. Ils ne connaissent pas le fer. Leurs javelots sont faits de roseaux. Ils feraient de bons serviteurs. Avec cinquante hommes, on pourrait les asservir tous et leur faire faire tout ce qu'on veut* ». Colomb, fasciné par ces gens si hospitaliers, écrira plus tard : « *Dès mon arrivée aux Indes, sur la première île que je rencontrai, je m'emparai par la force de quelques indigènes, afin qu'ils apprennent et puissent me donner des renseignements sur tout ce qu'on pouvait trouver dans ces régions* ».

Les Arawaks n'opposèrent pas de résistance aux Espagnols : c'étaient de « bons sauvages », vivants nus, prêts à partager leurs richesses et à devenir chrétiens. Ils produisaient une poterie, les ustensiles quotidiens utilisés étaient de facture grossière, mais les poteries cérémoniales étaient bien réalisées et décorées selon la technique de l'adorno[47] et les peintures

---

[47] Technique de l'adorno : les potiers Arawaks décoraient leurs poteries soit par incision, soit en les peignant, soit en y ajoutant de petites figurines modelées appelées « adornos ».

blanches, noires, ocre. Les Arawaks ont ainsi fabriqué de leurs mains de petites merveilles.

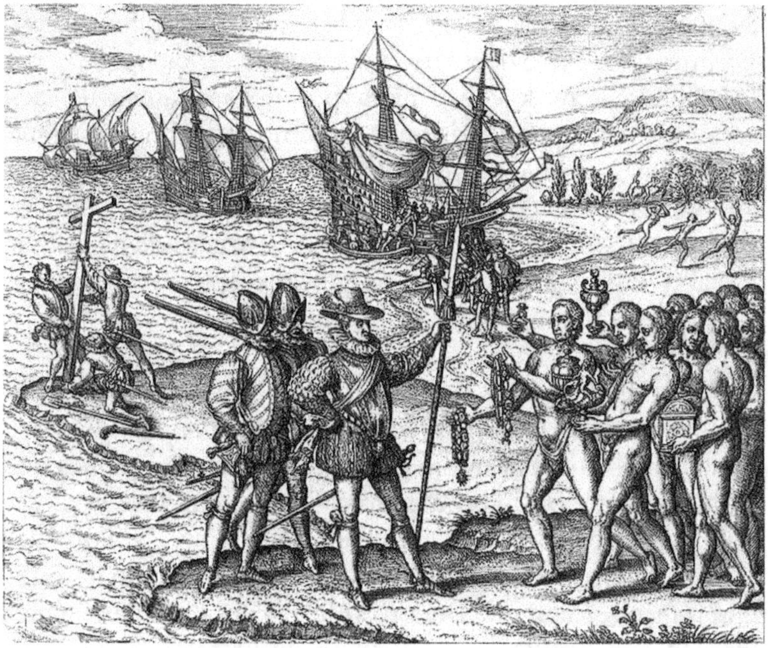

Figure 8 - Les Espagnols face à des « sauvages » nus et innocents.

Dès sa découverte de l'Amérique, Christophe Colomb parle « d'asservissement » des Amérindiens. Il fut un esclavagiste, ainsi que ses frères, Giacomo (1446-1515) et Bartolomeo (1461-1515), qui lui succédèrent comme gouverneur d'Hispaniola. L'année 1500 fut l'année de la chute des frères Colomb accusés de mauvaise administration. Nicolas de Ovendo (1460-1511) fut gouverneur de 1502 à 1509, remplacé par le fils aîné de Christophe Colomb, Diego Colomb (1479-1526). Tous se comportèrent en esclavagistes.

Dès le début de la colonisation, les colons espagnols exploitèrent les Arawaks en leur imposant un tribut d'or et de coton et nombre d'entre eux furent réduits en esclavage. Les mauvais traitements, dont la torture, entraînèrent une très importante mortalité. Les Indiens se réfugièrent dans la montagne, abandonnant leurs activités agricoles. Les insurrections furent réprimées. Ce fut le début de la disparition de la population et de la culture arawak à Hispaniola (puis dans les autres îles des Caraïbes). En 1496, Christophe Colomb repartit en Espagne emmenant avec lui cinq cents Arawaks, destinés à être vendus comme esclaves, dont deux cents moururent au cours de la traversée. Cette mise en esclavage des Amérindiens et leur transfert en Espagne n'ont pas été acceptés par les rois catholiques qui ont fait libérer les survivants.

À l'opposé des Arawaks, les Indiens Caraïbes étaient de redoutables guerriers[48] et prédateurs. Venant de la région des Guyanes, ils auraient migré plus récemment vers les îles des Caraïbes, entre 700-800 ans après J.-C. Leur vrai nom est *Kalinagos*, plus proche de leur nom d'origine, *Kali'nas,* tel qu'il a été enregistré au début du XVIIe siècle par un dominicain français, Raymond Breton (1609-1679), qui a passé vingt ans dans les Antilles et est l'auteur du premier dictionnaire franco-caraïbe. Les Indiens Caraïbes ont donné leur nom à la mer de l'Amérique centrale, devenue la mer des Caraïbes.
Les Kalinagos se distinguaient des Arawaks par une organisation guerrière et la pratique de l'anthropophagie. C'étaient des hommes de la mer, habiles navigateurs, utilisant de grandes pirogues, ignorant la voile. Pour « *l'Anonyme de Carpentras*[49] »,

---

[48] Verrand L. *La vie quotidienne des Indiens caraïbes aux Petites Antilles (XVIIe siècle).* Éditions Karthala, 2001. 232 p.

[49] Selon l'archéologue Jean-Pierre Moreau qui a retrouvé, il y a une trentaine d'années seulement, ce manuscrit dans la bibliothèque de l'évêque Monseigneur D'Inguambert du diocèse de Carpentras d'où ce nom "d'Anonyme de Carpentras", il pourrait s'agir de Jean ou Jacques Boucher-Beauval ou Boucher de Beauval ou encore Boucher sieur de Beauval, un Parisien, protestant, militaire et apothicaire qui fait état des relations entre les Kalinagos et les Français.

qui a livré les récits les plus crédibles sur les Petites Antilles avant l'installation des puissances coloniales, *« ils sont plutôt petits que grands, mais fort adroits et robustes. Les hommes et les femmes sont beaux de visage et nullement sujets aux défauts de nature.[...] Ils paraissent être d'une couleur jaunâtre. Ils ne sont pas velus"*.

Les Kalinagos auraient entraîné au Xe siècle l'effondrement du monde Arawak dans les Petites Antilles. Ils effectuaient des rafles dans les rangs Arawaks, enlevaient les femmes, tuaient les hommes et émasculaient les enfants pour les engraisser avant consommation. C'est du moins ce qu'écrivent les premiers colons, et notamment l'Anonyme de Carpentras.

Christophe Colomb et ses hommes à la tête d'une armada de 17 vaisseaux ont été confrontés aux Indiens Caraïbes au cours de la deuxième expédition en 1493. Christophe Colomb, à la suite du premier contact avec les Indiens Caraïbes, note dans son journal qu'on lui a rapporté l'existence *« Des hommes avec un seul œil, et d'autres ayant des museaux de chiens, se nourrissant de chair humaine : sitôt qu'ils capturaient un enfant, ils le décapitaient, buvaient son sang et ils lui coupaient la nature »*. Il semble que ce soit l'imagination des Européens ou, plus vraisemblablement, la cruauté des redoutables cannibales Caraïbes qui ait inspiré cette phrase.

Dès 1504, écrit un historien espagnol, Antonio de Herrera y Tordesillas (1549-1626), les Espagnols organisèrent une traite, désireux de contrainte les Indiens Caraïbes à l'esclavage *« à cause de leur péché de Sodomie, d'Idolâtrie et de*

Moreau, J.-P. (2020). Conférence du 12 avril 2019 autour des 400 ans de l'arrivée de l'Anonyme de Carpentras en Martinique et de la relation qu'il nous a laissée. *Bulletin de la Société d'Histoire de la Guadeloupe* (186), 17–25. https://doi.org/10.7202/1072359ar

mangeurs de chair humaine ». Mais, ceux établis dans les Petites Antilles résistèrent aux Espagnols et furent tués plus tard par les colonisateurs, Français et Anglais, d'abord à Saint-Christophe en 1625, puis dans les autres îles, dont la Martinique et la Guadeloupe de 1625 à 1658.

Cependant, la plupart des ouvrages mettent en valeur l'amitié des Indiens Caraïbes pour les Européens, sauf pour les Espagnols. L'Anonyme de Carpentras parle de leur « *bon naturel, soit à aimer, soit à haïr ce qui est cause qu'ils mangent leurs ennemis...* » C'est une amitié sélective : *« Ils aiment les Français par-dessus toutes les autres nations, et les discernent fort bien d'avec les autres étrangers ».* Cependant, Jacques Bouton (1592-1658), un jésuite, arrivé à la Martinique en 1639, tempère cette amitié : « *La crainte d'une surprise de la part des sauvages est presque continuelle, d'autant qu'ils sont sans foi, et quelques promesses qu'ils fassent, et bonne mine, il ne s'y faut fier, non plus qu'eux ne se fient pas trop à nous, ils sont merveilleusement dissimulés et fiers* ».

D'après l'Anonyme de Carpentras, les Indiens Caraïbes cultivaient le manioc, les ananas, les patates et la canne à sucre. Ils avaient des récipients, des calebasses et des poteries culinaires, du genre terrine, en terre cuite qui ont reçu le terme générique de *canari.* Ils ne connaissaient pas le métal.

Quelques familles caraïbes ont persisté dans des îles des Petites Antilles, la Dominique et Saint-Vincent, jusqu'au début du XIXe siècle. Elles ne subsistent plus aujourd'hui, d'ailleurs assez métissées, que dans quelques villages du nord de la Dominique.

Sous l'influence de Bartolomé de Las Casas (1484-1566), la condition des Amérindiens survivants va s'améliorer au XVIe siècle. Parti à Hispaniola avec Nicolas de Ovando en 1502,

Las Casas est d'abord colon, propriétaire d'une *encomienda*[50] qu'il exploite pendant dix ans. Le 21 décembre 1511, il écoute un sermon d'un dominicain, Antonio de Montesinos (1475-1540), qui dénonce les injustices dont il a été témoin dans l'île : « *La voix qui crie dans le désert de cette île, c'est moi, et je vous dis que vous êtes tous en état de péché mortel à cause de votre cruauté envers une race innocente* ». Las Casas va se convertir, devenir prêtre dès 1512, dominicain en 1523 et défenseur des Indiens. Il va défendre jusqu'à sa mort, pendant plus de cinquante ans, les droits des Amérindiens. Dès 1545, il va aussi défendre les droits des esclaves noirs. Mais l'abolition de l'esclavage indigène par la Couronne espagnole en Amérique sera tardive, le 12 juin 1679.
À Hispaniola, on estime qu'il y avait environ 350 000 Indiens à l'arrivée des Espagnols ; en moins de 10 ans (1494-1502), l'île perdit un tiers de ses Indiens, le second tiers disparut encore plus vite et en 1510, il ne restait sur l'île qu'un dixième des Amérindiens.
En 1690, des flibustiers, étant à la côte de Saint-Domingue avec M. Cuffi-Tarin, gouverneur de La Tortue de 1684 à 1691, virent arriver des Indiens Caraïbes, « *anciens habitants naturels des Indes, venant de l'île Saint-Vincent à 30 lieues au vent de la Martinique avec des perroquets, des poules des fruits et des paniers de jonc [...]. Ils n'avaient qu'un petit morceau de toile attachée à la ceinture qui les couvrait par-devant.*

Exquemelin traite dans un court chapitre, le chapitre V du Tome second, de « *la vie et les mœurs des Indiens de ce pays, et la manière dont les aventuriers traitent avec eux* ».
De tout ce qui vient d'être dit, nous comprenons qu'Exquemelin n'a pas été en contact dans les Antilles avec des tribus

[50] Une encomienda est une propriété prise sur des terres indigènes avec les habitants qui y sont rattachés pour exploiter les terres, c'est-à-dire les esclaves amérindiens.

d'Amérindiens, car ils avaient déjà été massacrés ou réduits en esclavage. C'est au Cap-de-Gracias-a-Dios qu'il rencontra deux tribus d'Amérindiens.

Exquemelin arrive au Cap-de-Gracias-a-Dios, au centre de la côte Est de l'Amérique centrale, dans la mer des Caraïbes. Il est accompagné d'un aventurier français « *qui nous avait donné la peur devant la rivière de Chagre* », ce qui laisse à penser qu'il revient de l'expédition de Panama menée par le flibustier anglais Henry Morgan en 1670. À peine débarqué, il est reçu avec ses camarades par plusieurs Indiens qui « *nous firent mille caresses* ». Il était accompagné de deux de ces Indiens, venant de Panama, qui en avaient ramené beaucoup d'instruments de fer qui étaient, pour eux, de grands trésors.

Nous apprenons que ces Indiens commerçaient déjà avec les aventuriers depuis qu'un flibustier, passant par-là, était allé à terre et avait offert des présents aux Indiens qui lui avaient apporté, en retour, *« des fruits de ce qu'ils avaient de meilleur* ». Ce flibustier, dont Exquemelin ne précise pas l'identité, repartit en emmenant deux Indiens particulièrement adroits pour attraper du poisson au harpon afin de nourrir son équipage. Ces deux Indiens revinrent un ou deux ans après dans leur pays. Ils dirent tant de bien des aventuriers qu'ils conçurent de l'amitié pour eux, d'autant qu'ils apprirent que les flibustiers français tuaient les Espagnols, qui étaient leurs ennemis.

Les Français leur donnèrent des haches, des serpes, des clous. Ils prirent des femmes que les Indiens leur accordaient volontiers. Par la suite, les Français les firent connaître aux Anglais, avec qui ils étaient alliés et les Indiens s'embarquèrent tant avec les Français qu'avec les Anglais. Après avoir servi trois ou quatre ans, les Indiens retournèrent chez eux sans demander autre chose que quelques outils en fer.

Exquemelin a pu étudier la vie et les mœurs de ces Indiens. Il écrit : « *Ils se gouvernent à peu près en république, car ils ne reconnaissent ni roi, ni personne qui n'ait aucune domination sur eux, ni autre autorité. Quand ils vont en guerre, ils choisissent pour les commander le plus apparent et le plus expérimenté [...], quand ils reviennent du combat, ce commandant n'a pas plus de pouvoir que les autres* ».
Ils sont environ quinze cents hommes, répartis en deux tribus, l'une au Cap, l'autre à *Mouflique*[51] qui sont ceux qui vont ordinairement avec les aventuriers, car les plus marins.

Ils n'ont aucune religion, mais leurs ancêtres avaient des idoles. Tous les ans, ils prenaient un esclave qui était la représentation de l'idole qu'ils adoraient. Toute l'année, il était vénéré comme un dieu jusqu'au jour où il était sacrifié.
Ils font des cérémonies pour les événements familiaux. Ainsi, lorsqu'un jeune Indien recherche une fille qui a toujours son père, il doit s'adresser au père, qui lui demande « *s'il sait bien tuer du poisson, faire des harpons pour les prendre et s'il est bon chasseur* ». Quand le jeune homme a répondu positivement à toutes les questions, ils scellent leur accord en buvant une liqueur faite de miel et de jus d'ananas.
Une fois marié, l'homme construit l'habitation, la femme plante les arbres fruitiers, ils mangent beaucoup de bananes. L'homme va à la chasse et à la pêche, la femme s'occupe de l'habitation et file le coton dont les hommes font des hamacs et des ceintures pour cacher leur nudité. Ils ont aussi des ceintures faites d'écorce d'arbre qu'ils battent entre deux pierres et qui devient douce comme de la soie, et dont ils font aussi des langes pour les enfants.

Les deux tribus se visitent ; quand ils se voient, ils se jettent face contre terre pour se saluer. Ils se « maquillent », les

---

[51] Probablement, le nom d'un des deux villages.

hommes en noir, les femmes en rouge avec du roucou[52]. Ils préparent des boissons fortes et s'amusent, rient, dansent. « *Les hommes témoignent de grandes amitiés aux femmes, et néanmoins ne les baisent jamais au visage [...]. Mais comme ils sont fort lascifs, ils ne laissent pas de faire beaucoup d'actions indécentes* ». « *Ils sont si peu jaloux les uns des autres que les hommes et les femmes parmi eux se communiquent également* ».

Ils sont dans leurs manières fort différents des Français. Exquemelin donne plusieurs exemples : ils ne saignent jamais, alors que nous saignons terriblement. Ils disent qu'il faut ménager le sang qui est la source de la vie.
Quand l'un d'entre eux meurt, on jette dans la fosse ses habits, ses armes, et tout ce qu'il a possédé. Sa femme lui porte pendant un an à boire et à manger deux fois par jour. Puis, quand le temps du recueillement est passé (ce sont les quinze lunes), la femme va ouvrir la fosse, prend les os de son mari, les nettoie, les enveloppe, les lie les uns les autres, afin qu'ils ne puissent pas se désunir et les porte sur son dos autant de temps qu'ils ont été en terre.
Quand les Aventuriers « y prennent des filles, ils les épousent à la manière que les Indiens observent entre eux et, après la mort du mari, « *la femme indienne fait autant de cérémonies que s'il était Indien* ».

Quand un Seigneur mourait, ses parents et amis accouraient avec des présents. Outre les esclaves qu'ils avaient, ils lui en offraient d'autres qui étaient mis à mort avec lui afin de le servir dans l'autre monde. Ils tuaient aussi le célébrant qui faisait les cérémonies de leur religion, les domestiques qui s'offraient volontiers pour aller servir le défunt, le sommelier, le cuisinier, les nains et les bossus !

---

[52] Roucou : graine de roucouyer, arbre originaire d'Amérique de Sud.

Exquemelin fait d'autres remarques. Ils ont maintenant beaucoup de nègres pour esclaves à qui leur maître en mourant donne la liberté. L'explication est qu'un navire portugais venant de Guinée pour apporter des nègres au Brésil avait subi une mutinerie des nègres qui jetèrent les Portugais à l'eau et arriva au Cap-de-Gracia-a-Dios. Les nègres furent gardés comme esclaves par les Indiens. Les Indiens sont sujets à des maladies graves et ne se multiplient guère et il y a plus de soixante ans qu'on les voit toujours dans le même état, ce qui veut dire que leur population n'augmente pas.

Exquemelin termine ainsi[53] : « *Voilà ce que j'ai pu remarquer tout le temps que j'ai séjourné en cet endroit. J'aurais encore beaucoup de choses à dire, si j'écrivais tout ce que m'en a rapporté, mais je ne veux écrire que ce que j'ai vu et ce que j'ai appris de personnes dignes de foi* ».

Exquemelin et ses compagnons partirent du Cap-de-Gracia-a-Dios vers Cuba avec autant de provisions qu'il leur en fallait et avec deux Indiens *« qui s'embarquèrent volontairement avec nous, ayant envie de faire autant de progrès que deux de leurs camarades que nous avions ramenés de Panama* ».

À la lecture des écrits du Père Jean-Baptiste Du Tertre (1610-1687), un écrivain et un botaniste, sur la société caraïbe, plusieurs points rapprochent les Indiens décrits par Exquemelin des Indiens Caraïbes.

---

[53] Exquemelin A-0. *Histoire des Aventuriers Flibustiers qui se sont signalés dans les Indes.* Nouvelle Édition. Tome second. Atrevoux. Par la Compagnie, M DCC LXXV. pp. 228-245.

BOUCANIERS, HABITANTS ET FLIBUSTIERS À L'ÎLE DE LA TORTUE ET À L'ÎLE DE SAINT-DOMINGUE SELON EXQUEMELIN

Les Boucaniers

Le nom de boucanier[54] vient de l'habitude des Amérindiens de découper leurs prisonniers de guerre puis de les faire rôtir sur des claies sous lesquelles ils entretiennent un feu. Le lieu où ils les faisaient rôtir était le *boucan* et l'action *boucaner.* De là, vient le nom de boucanier, appliqué aux Espagnols, aux Français et aux Anglais, à la différence notable qu'ils ne faisaient rôtir ou fumer que des animaux.

Les boucaniers étaient de deux sortes : « *Ceux qui chassent aux bœufs, sont ceux qu'on nomme véritablement boucaniers, car ils se veulent distinguer des autres qu'ils appellent Chasseurs* ». Les boucaniers chassent les taureaux ou les bœufs sauvages pour en avoir les cuirs, alors que les chasseurs ne chassent que les sangliers pour en avoir la viande.

Les boucaniers qui chassent les taureaux ont une meute de vingt-cinq à trente chiens. Ils possèdent de bons fusils fabriqués en France par Brachère de Dieppe et Galin de Nantes, et de la poudre qui vient de Cherbourg. « *Leurs habillements sont deux chemises, un haut-de-chausse - vêtement qui couvre le corps de la ceinture au genou et une casaque – ample manteau d'homme* » - le tout de grosse toile, d'un caleçon, d'un bonnet où il y a un bord seulement devant le visage. Leurs souliers sont faits de peau d'animal, bœuf ou porc. Ils emportent avec eux une toile de tente en bandoulière. Les boucaniers vont toujours par deux et se nomment l'un l'autre

---

[54] Funck-Brentano F. *L'île de la Tortue. Boucaniers et flibustiers.* Librairie Jules Tallandier, 17, rue Rémy-Dumoncel, Paris XIVe, 1979, 195 p.

« matelot ». Ils ont tout en commun. Ils ont des « valets » qui sont des engagés qu'ils font venir de France, auxquels ils paient le passage et qui doivent les servir pendant trois ans.
Ils s'associent à dix ou douze pour chasser sur les côtes de Saint-Domingue. S'ils restent quelque temps dans un même endroit, ils bâtissent de petites cabanes qu'ils appellent « loges ». Le boucanier va devant, les valets et les chiens le suivent. Le venteur[55] va à la recherche du taureau et prévient quand il l'a trouvé. Le boucanier tire un coup de fusil sur l'animal, les autres se mettent près d'un arbre pour se protéger au cas où le boucanier manque l'animal du premier coup de fusil, car le taureau devient alors furieux. Si le taureau est touché, un des gens, le plus proche, va lui trancher le jarret pour que l'animal ne se relève pas. Un valet écorche la bête et amène le cuir à la loge. Les autres poursuivent la chasse jusqu'à ce que chacun, maître et valet, ait un cuir. Revenu à la loge, chacun va étendre son cuir sur la terre, le frotte avec de la cendre et du sel. Puis, enfin, tous mangent la viande.

Ce métier est l'un des plus rudes pour les valets, car les boucaniers sont pour beaucoup des « barbares ». Les boucaniers portent les cuirs au bord de la mer et les vendent aux marchands. Les cuirs qui se vendent le plus cher sont ceux qui ne sont pas percés de balles, les boucaniers attrapant les bœufs à la course et leur tranchant le jarret.
Les boucaniers qui ne chassent que le sanglier font de même que ceux qui chassent les bœufs, mais accommodent la chair autrement. Cette viande a un goût si excellent qu'on peut la manger en sortant du boucan. Ces boucaniers tuent beaucoup de sangliers, mais ne gardent que les plus gros et ne sont pas plus indulgents envers leurs engagés que ceux qui chassent les bovins.

---

[55] Venteur ou brac : chien qui va à la recherche du taureau.

Au bout de trois ans, les boucaniers donnent à leurs valets un fusil, de la poudre et du plomb, deux chemises, deux caleçons et un bonnet, lesquels deviennent à leur tour boucaniers.
Les boucaniers vivent librement entre eux, et prennent dans le coffre d'un autre ce dont ils ont besoin et qui lui fait défaut, lui disant ce qu'il a pris dès qu'il le rencontre et le lui rendant dès qu'il le peut. Si deux boucaniers ont un différend qu'ils ne peuvent régler à l'amiable, ils se font justice entre eux, mais doivent se tirer dessus par-devant, et non par-derrière ou sur le côté, ce qui est vérifié par un chirurgien.

C'est ainsi que vivent les boucaniers français. Les boucaniers espagnols, appelés les *Matadores*, chassent autrement. Ils ne se servent pas d'arme à feu, mais de lances et sont à cheval. Ils tranchent le jarret du taureau, puis le tuent avec leur lance. C'est une chasse à grands risques pour le cheval et l'homme. Exquemelin écrit qu'il a vu à Cuba un taureau « crever » trois chevaux avant que l'Espagnol ne le tue. Les boucaniers français et les Espagnols se font continuellement la guerre. Ne pouvant battre les Français, les Espagnols détruisirent le bétail sur un large territoire du Cul-de-Sac[56]. Puis, le nombre de boucaniers diminua et celui des habitants augmenta.

---

[56] Cul-de-Sac est toute la partie ouest de Saint-Domingue entre la péninsule de Tiburon et le Môle Saint-Nicolas.

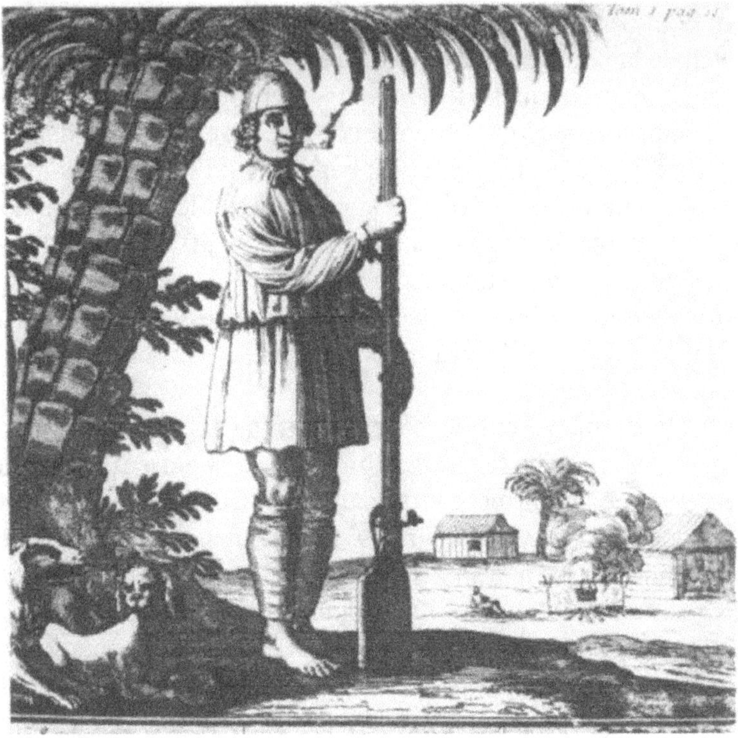

Figure 9 - Un boucanier vêtu de sa chemise et de ses hauts-de-chausses, avec deux des chiens de sa meute.

Les Habitants

La Tortue devenant trop petite pour ceux qui arrivent des Antilles et qui trouvent la vie d'habitant plus douce que celle de boucanier, ils partent s'établir à Hispaniola dans des lieux éloignés de ceux occupés par les Espagnols, afin de ne pas entrer en contact avec leurs ennemis.

Les habitants se sont installés, sous le Gouvernorat de M. d'Ogeron, du Port-de-Paix jusqu'au Port-Margot où le gouverneur disposait d'une habitation, et du Port-Français jusqu'à Limonade.

Les habitants s'associent à deux, voire à trois, et se dénomment aussi *Matelots*. Ils mettent en commun tout ce qu'ils ont. Étant ainsi associés, ils demandent de la terre au Gouverneur. Ils la choisissent en général le bord de mer, mais si le bord de mer est déjà occupé, les habitations seront bâties en hauteur par étages, jusqu'à quatre étages, avec un droit de passage jusqu'à la mer. Ils coupent les bois, retournent la terre et sèment pour assurer leur subsistance : patates, manioc, bananiers, figuiers… Ce n'est qu'après avoir planté leurs semences qu'ils construisent leur habitation définitive.
Ils cultivent le tabac qu'ils envoient en France ou qu'ils échangent sur place avec des marchandises nécessaires pour entretenir leurs habitations et des vivres, surtout de l'eau-de-vie, première chose qu'ils achètent à un navire venant de France. Comme ils sont associés par deux ou par trois, l'un d'eux peut partir en France chercher des marchandises et engager des travailleurs qu'ils nomment engagés.

Exquemelin, qui a été lui-même un engagé, décrit comment les engagés sont traités par les habitants, comme des « galériens » par un maître qui les fait travailler qu'ils soient malades ou non. Les maîtres n'hésitent pas à les tuer s'ils ne peuvent plus travailler. Beaucoup d'habitants ont été des engagés et ont été maltraités, mais, une fois libres, ils veulent à leur tour gagner de l'argent grâce au travail de leurs propres engagés.

Exquemelin rapporte sa propre « aventure » et la méchanceté de M. de la Vie, commis de la Compagnie des Indes occidentales, qui l'avait acheté. Il fut « sauvé » par un religieux, le Révérend-Père Marc d'Angers, un capucin qui, touché de le voir dans un état déplorable, l'emmena chez le gouverneur d'Orgeron qui le remit dans les mains d'un chirurgien célèbre de l'île, lequel l'aida à poursuivre sa formation. Exquemelin écrit que le mauvais traitement, le chagrin et le scorbut par manque de nourriture, font mourir beaucoup d'engagés.

Les Flibustiers

Exquemelin, tout d'abord engagé, puis boucanier, va devenir flibustier[57].

Les flibustiers sont armés d'un fusil, d'un ou deux pistolets, d'un sabre et de coutelas. Ils se choisissent un chef et s'embarquent à quinze ou vingt sur un canot[58] qu'ils achètent ensemble ou bien que seul le chef achète. Ils ne portent que chemise et caleçon.

Ils vont se poster devant quelques ports espagnols d'où ils savent que vont sortir des barques, sautent à bord et s'en rendent maîtres. Ils y trouvent vivres et marchandises. Si la barque n'est pas en bon état, ils vont sur une petite île qu'ils appellent Caye et la font caréner par les Espagnols qui se trouvent sur l'île. Lorsque la barque est en bon état, ils s'associent à 30 à 40 selon la grandeur de la barque, vont prendre aux Espagnols des porcs qu'ils salent, amassent du bois et de l'eau pour le voyage et décident ensemble d'aller vers le port espagnol qu'il faut piller. Ils font un commun accord, appelé *chaffe-partie*, où l'on règle ce qui reviendra des prises au capitaine, au chirurgien et aux estropiés, chacun selon l'importance de son infirmité.

Tous les membres de l'équipage s'associent deux à deux, afin de se solliciter l'un l'autre en cas de blessure ou de maladie. Si l'un des deux meurt, l'autre peut « s'emparer » de tout ce qu'il a. Ces accords, qui se passent par écrit sous seing privé, durent toujours entre eux ou seulement le temps du voyage. Nous ne savons pas si Exquemelin a eu un « associé ».

Les côtes ordinairement fréquentées par les flibustiers sont situées dans la mer des Caraïbes ou mer du Nord. Ce sont les

---

[57] Exquemelin A-0. Tome premier. *Op.cit.* pp. 101-184.

[58] Canot et barque sont synonymes. Depuis 1677, on appelle canot un petit bateau utilisé pour le service d'un plus grand. La barque ne mesure pas plus de 7 mètres, avec ou sans mât, à rames et à fond plat.

côtes de Curaçao, de Carthagène des Indes, du Nicaragua, des Honduras, de Cuba, lesquelles ont plusieurs ports où abordent souvent des navires espagnols.
D'autres flibustiers s'aventurent plus rarement dans la mer du Sud ou océan Pacifique, voire sur les côtes d'Afrique.

Quand les flibustiers sont en mer, ils vivent dans une grande amitié les uns avec les autres et s'appellent tous « Frères de la Coste[59] ». Quand les deux associés rencontrent une belle femme, ils tirent au sort et celui qui gagne l'épouse ; ensuite, ils couchent tous deux alternativement avec elle : cette pratique est appelée *Matelotage.*

Les flibustiers font ordinairement deux repas par jour, faits de viande et de gros mil[60].

Les Français – catholiques – chantent la Magnificat et le Miserere ; les Anglais – protestants - lisent un chapitre de la Bible ou du Nouveau Testament et chantent des Psaumes. Lorsque les flibustiers aperçoivent un vaisseau espagnol, ils lui donnent la chasse, préparent les armes, font la prière comme dans la plus juste guerre au monde et demandent à Dieu[61] d'avoir la victoire et de trouver de l'argent dans le vaisseau. Au moment de l'attaque, ils se couchent à plat ventre, seul l'homme qui tient la barre reste debout. Lorsqu'ils sont bord à bord du navire espagnol, ils le prennent en moins d'une heure.

---

[59] Besson M. *Les Frères de la Coste. Flibustiers et Corsaires.* La Découvrance éditions 2006, 379 p.
[60] Mil : nom vernaculaire utilisé pour désigner diverses espèces ou variétés de graminées utilisées comme céréales secondaires. Ce terme est synonyme de millet ou sorgho ; on distingue les gros mils ou sorghos et les petits mils ou millets.
[61] Exquemelin écrit : « *Ils demandent à Dieu le succès d'une entreprise qui l'offense* ».

Les blessés, amis ou ennemis, sont soignés par le chirurgien du bord. Les ennemis survivants sont mis à terre, et les flibustiers rejoignent leur lieu de retraite : l'île de la Tortue pour les Français, la Jamaïque pour les Anglais. Le bateau qui a été pris est amené par un équipage tiré au sort. Arrivé au lieu de retraite, les droits de la commission sont payés au Gouverneur, chaque flibustier jure, la main sur le Nouveau Testament, n'avoir rien détourné à son profit et le butin est partagé. Et la fête peut alors commencer faite de beuveries, de débauche, de rixes…
Les flibustiers s'aventurent rarement en mer avec un seul bateau. Ils partent le plus souvent à plusieurs bateaux avec un chef, qui curieusement n'est pas appelé Amiral – sauf chez les Anglais – mais Général et qui commande la flotte, et des capitaines qui commandent chacun un bateau.

Comme ils dépendent des gouverneurs qui leur délivrent les « commissions », ils peuvent « collaborer » avec les forces royales. Ainsi, avec le gouverneur Bernard d'Orgeron, les flibustiers vont aller avec l'armée du roi de France à la prise de Curaçao, île Sous-le-Vent des Petites Antilles, colonie du royaume des Pays-Bas, proche de la côte vénézuélienne. D'Orgeron rassemble dix-huit bâtiments avec quinze cents hommes et avec à leur tête des flibustiers célèbres : Tributor le Gascon, de Grammont, Pierre Ovinet et le Grand Ovinet, son cousin, Beauregard et les autres… Tous devaient se retrouver à l'île d'Anet. Mais un coup de vent fit échouer le navire de l'armée du Roi, *La Grande Infante,* qui était venu chercher les flibustiers à Porto Rico.

Le commandant, M. de Montorquier, prit alors contact avec les Espagnols, Français et Espagnols n'étant alors pas en guerre. Mais les Espagnols les firent prisonniers et les embarquèrent pour Carthagène afin de les envoyer à Lima travailler dans les mines du Pérou, d'où on ne revient jamais. Par chance, le convoi fut repris par un flibustier nommé Pitrians, le long de la côte de Saint-Domingue au travers de l'île-à-Vache. Le combat fut sanglant. Les flibustiers auraient passé les Espagnols survivants au fil de l'épée, sans l'intervention de M. de Pouancey, neveu de Bernard d'Orgeron et qui était du nombre de ceux que le flibustier venait de délivrer. Quant à Bernard d'Orgeron, dès l'échouage, il s'était sauvé, dans un canot avec trois compagnons, sans rames, sans vivres et était parvenu à Samana à Saint-Domingue plus mort que vif. Rétabli, il rassembla environ quinze cents flibustiers et alla à Porto-Rico rechercher les prisonniers français qui y étaient encore retenus. Les Espagnols les avaient tous exécutés et la riposte des flibustiers fut sanglante…

Jacques Neveu de Pouancey nommé gouverneur en 1676 va entreprendre de désarmer les flibustiers et de favoriser la culture du sucre aux dépens de celle du tabac. De Pouancey fut remplacé en 1684 par Pierre-Paul Tarin de Cussy (?-1691) qui avait pour instruction du marquis de Seignelay (1651-1690) - fils de Colbert - secrétaire d'État à la Marine de 1683 à 1690, de dresser la liste des flibustiers et de leurs vaisseaux, afin de mettre en œuvre les instructions de Louis XIV (1638-1715) qui jugeait la flibuste trop turbulente pour la diplomatie de la France en Europe. Mais, jusqu'en 1691, de Cussy continua à délivrer des « lettres de course » aux flibustiers. Une amorce de déclin s'installa avec la Trêve de Ratisbonne qui est un accord signé en 1684 entre Louis XIV et Léopold 1er Empereur du Saint-Empire romain germanique (1640-1705), puis avec Charles II, Roi d'Espagne (1661-1700), après les acquisitions sans combat de la France en Europe. La flibuste va décliner, mais ressuscitera lors de la guerre de la Ligue d'Augsbourg (1688-1697) qui opposa le roi de France – Louis XIV - à une large coalition européenne, et qui sera conclue par le traité de Ryswick en 1697.

Deux hommes, tous deux anciens flibustiers, vont jouer dans les Antilles un rôle important dans la fin de la flibuste : Henry Morgan (1635-1688) pour les flibustiers anglais et Charles-François d'Angennes (1648-1691), marquis de Maintenon, pour les flibustiers français. Ces deux hommes vont entreprendre de désarmer les flibustiers, leurs frères d'armes, afin de complaire à leurs souverains.

À PROPOS DE QUELQUES FLIBUSTIERS CÉLÈBRES SELON EXQUEMELIN

Dans la table des matières de son livre, Exquemelin dresse une liste des flibustiers[62] ou aventuriers dont les dates de naissance et de décès de la plupart d'entre eux ne sont pas connues. Compte tenu de la date d'arrivée d'Exquemelin à l'île de la Tortue en 1666, de son temps d'engagement, de sa période de boucanier, il n'a pas pu connaître tous les flibustiers célèbres et donc, il ne mentionne pas de flibustiers ayant évolué avant son arrivée à La Tortue, tel Diego Lucifer, l'un des personnages les plus étonnants de l'histoire de la flibusterie. Il s'agissait d'un Mulâtre, né Diego-de-Los Reyes à La Havane, sujet du roi d'Espagne, un renégat qui fut capitaine d'un bateau corsaire hollandais, à l'époque où les escadres de la Compagnie des Indes occidentales dominaient la mer des Antilles.

Exquemelin n'a pas non plus connu Pierre Legrand qui est, dit-il : « *Le plus célèbre de ce temps-là*[63] »."

Pierre Legrand

« Parmi les flibustiers vivants sur l'île de la Tortue, raconte Exquemelin, se trouvait un Français originaire de Dieppe nommé Pierre Legrand. Il se fit un nom en capturant, avec un petit bâtiment et vingt-huit hommes d'équipage, au large de la pointe occidentale d'Hispaniola, le Cap-de-Tiburon, le navire du vice-amiral de la flotte espagnole. Les Espagnols n'avaient pas encore découvert le Canal de Bahama[64], si bien qu'ils

---

[62] Exquemelin A.-0. Tome second. *Op. cit.* pp. 246-269.
[63] Exquemelin A.-0. Tome premier. *Op.cit.* pp. 156-164.
[64] Canal de Bahama : détroit situé entre Cuba au sud et le Grand Banc de Bahama au nord.

devaient traverser l'archipel des Caicos, un groupe d'îles situées au sud-est des Bahamas. Le navire de guerre espagnol qui s'était laissé distancer par le reste de la flotte et qui ne parvenait pas à la rejoindre, était armé de huit bouches à feu et comptait quatre-vingts hommes à bord. Les flibustiers approchèrent du navire à la rame dans le crépuscule, grimpèrent à bord, s'emparèrent de la soute à poudre et atteignirent le château avant, où ils trouvèrent le capitaine et le vice-amiral en train de jouer aux cartes. Ils les forcèrent sous la menace de leurs pistolets, à se rendre. Pierre Legrand déposa l'équipage et le vice-amiral sur la côte d'Hispaniola et rentra en France à bord de sa prise ». En apprenant cette nouvelle, tous les flibustiers prirent la mer et en l'espace d'un mois, quatre bateaux espagnols furent capturés. Pierre Legrand aurait disparu au Canada, à Montréal, en 1653.

Exquemelin ne mentionne pas non plus, un flibustier de son temps, Jacques Raveneau de Lussan[65] (1663-1716) qui va, avec ses compagnons gagner la « Mer du Sud », à travers la terre ferme, vivre en bonne intelligence avec les Amérindiens, arriver à l'océan Pacifique et y demeurer trois ans de 1685 à 1688, avant son retour vers « la mer du Nord ». Raveneau de Lussan a laissé une des sources précieuses d'information sur les années au cours desquelles la flibuste se recycla dans les plantations ou bien cessa de combattre. Ses écrits ont fait connaître le rendez-vous de l'île d'Or, où de 1680 à 1688, les Indiens Kunas aidaient chaque année des centaines de flibustiers à traverser l'isthme de Panama pour attaquer les cités espagnoles du Pérou. Par contre, Exquemelin mentionne deux flibustiers français célèbres[66], mais qui n'ont pas mené

---

[65] Raveneau de Lussan, *Journal du voyage fait à la mer du Sud avec les flibustiers de l'Amérique en 1684 et années suivantes,* Paris, Jacques Lebvre, 1699, 448 p.
[66] Exquemelin A-0. Tome premier. *Op.cit.* pp. 322-340.

d'expéditions restées dans les mémoires, sur le continent américain : Daniel Monbars et Étienne de Montauban.

Daniel Monbars

« Monbars l'Exterminateur » (1645 - ?) est un flibustier originaire du Languedoc qui n'aimait pas les Espagnols. Exquemelin rapporte qu'à son arrivée à Saint-Domingue, les boucaniers apportent à l'équipage du sanglier fumé, tout en s'excusant d'en apporter en petite quantité, disant que les Espagnols détruisaient leur boucan. Monbars leur propose alors de prendre leur tête pour marcher sur les Espagnols. Il débarque à terre, veut attaquer une troupe de cavaliers espagnols qui a repéré les boucaniers, mais, sur les conseils d'un vieux boucanier, attend que les boucaniers se réunissent, fait mine de camper sur la plage alors que les boucaniers se cachent dans les bois. Lorsque les Espagnols attaquent, les boucaniers surgissent des bois et les massacrent. Pour Montbars, c'est le plus beau jour de sa vie… Une bataille qui restera fameuse dans les annales de la flibuste. Exquemelin ne sait pas ce qu'il est advenu de lui.

Étienne de Montauban

En 1689, Étienne de Montauban[67] (1660-1708) fait partie des flibustiers conduits par le gouverneur des îles d'Amérique, Charles de Courbon, comte de Blénac (1622-1696) en poste à la Martinique, pour la prise du fort anglais de l'île de Saint-Christophe[68]. Il obtient en octobre 1690 une « commission »

---

[67] *Voyages connus de Mautauban, in Histoire du sieur de Montauban, capitaine flibustier. Course, traite et littérature.* Anacharsis Éditions 2021, pp. 30-31.

[68] *Voyage du sieur de Montauban Capitane des flibustiers en Guinée, en l'année 1695 avec une Description du royaume du Cap de Lopez, des mœurs, des coutumes et de la Religion du Pays.* Bordeaux. Chez

pour attaquer les Anglais à la Barbade, mais il préfère traverser l'océan Atlantique pour se livrer à la traite des Noirs. Pendant un long périple sur la côte africaine, il fait plusieurs prises de bateaux négriers et envoie ses prises à Saint-Domingue. Lors de l'abordage d'un bateau anglais, les deux vaisseaux accrochés l'un à l'autre explosent en l'air, le commandant anglais ayant jeté « *une mèche dans la Sainte-Barbe*[69] ». Mautauban en réchappe. Arrivé sur la côte, il demande aux Africains - auxquels il avait rendu la liberté quelques années plus tôt - qui l'accueillent à rencontrer un prince africain, le prince Thomas, qu'il a connu en 1692. Celui-ci va le présenter au Roi, son père. Montauban tiendra sur les fonts baptismaux l'héritier du Prince Thomas, auquel il donne le nom de Louis Le Grand, en l'honneur de Louis XIV.

Puis Montauban embarque au Cap-Lopez sur un bateau anglais pour la Barbade où il est retenu comme prisonnier de guerre par les Anglais. Libéré, il bourlingue encore quelque temps dans la mer des Caraïbes, puis prend sa retraite à Bordeaux où il serait décédé selon certaines sources ou bien à Léogâne (Saint-Domingue) en 1710, selon d'autres sources[70].

Exquemelin ne mentionne pas, dans la plupart des cas, les noms des bateaux que commande le « Général » des flibustiers ou ses capitaines lors d'une expédition. Par contre, il dresse une liste des expéditions menées par les flibustiers : Marecaye, Gibraltar, Porto Rico, Campêche, l'île Sainte-Catherine, Panama, Veracruz, Carthagène.

Raymond Brun, imprimeur et marchand libraire, Rue Saint-James à l'Imitation de Jésus 1697.

[69] Entrepôt de poudre dans un navire.

[70] ANOM, DPPC, Saint-Domingue, Léogane, année 1710, fol. 116 v°.

François l'Olonnais

Jean-François Nau l'Olonnais[71] est le premier français de la grande époque de la flibuste à être entré dans la légende, grâce au long récit d'Exquemelin. Il est né vers 1630 aux Sables-d'Olonne, d'où son surnom d'Olonnais et mort vers 1669, trois ans après l'arrivée d'Exquemelin[72].
Engagé à l'âge de 20 ans à destination des Antilles, il subit les trois années d'engagement avant d'être admis dans la société des boucaniers, dont il devient l'un des plus fameux. Après plusieurs années de chasse, il prend la mer comme flibustier. Exquemelin écrit : « *Il semble qu'il était destiné pour ce métier, parce que dès son premier voyage, il s'y montra si adroit qu'il surpassoit tous les autres* ».

Il se vit confier vers 1663 son premier navire par Frédéric Deschamps de La Place, deuxième gouverneur de l'île de la Tortue. Il se forgea une réputation de flibustier impitoyable à l'égard des Espagnols. Au cours d'une de ses premières expéditions, il fit naufrage et ses camarades furent presque tous exterminés par les Espagnols, bien qu'ils fussent désarmés. Quelques-uns furent épargnés et menés prisonniers à Campêche au Yucatan. L'Olonnais, caché parmi les morts, prit l'habit d'un Espagnol, parvint à s'échapper grâce à des esclaves à qui il promit la liberté et rallia avec eux l'île de La Tortue.

---

[71] Aimard G. *Les Rois de l'Océan. L'Olonnais*. Paris. E. Dentu, Éditeur. Librairie de la Société des Gens de Lettres, 1877 (BNF-Gallica).
[72] Exquemelin A.-0. Tome premier. *Op. cit.* pp. 219-305.

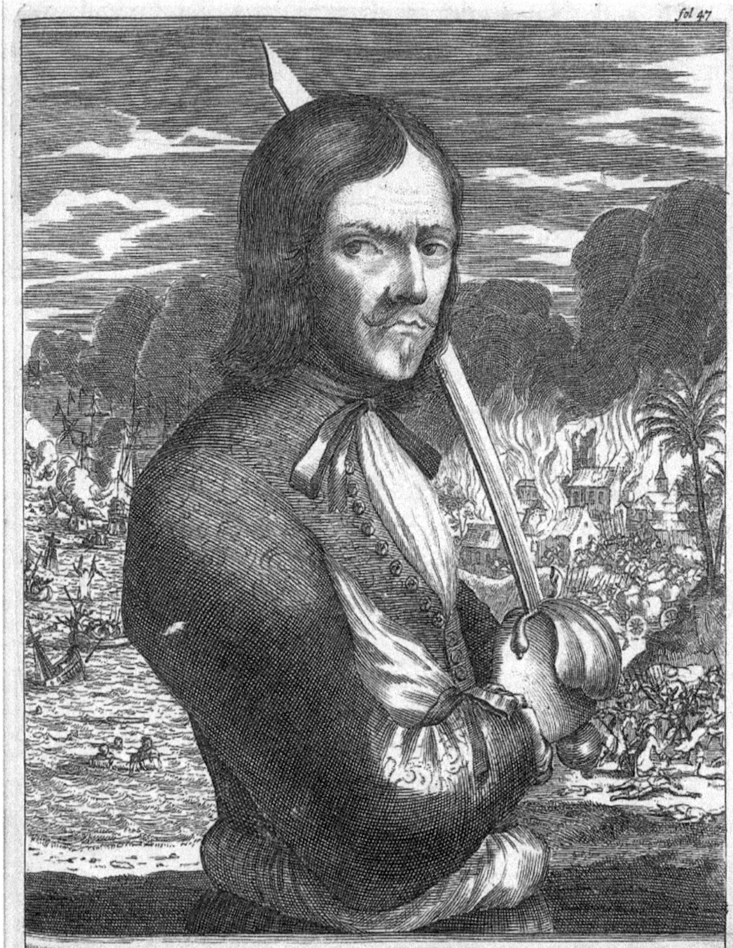
fol 47
FRANCOIS LOLONOIS,
gebooren in Olonne in Vranckrijck
Generaal van de Fransse Roovers in Tortuga

Figure 10 - François l'Olonnais.

Avec le soutien du Gouverneur, il arma un nouveau bateau et partit avec vingt et un compagnons à Cuba où il prit un canot de pêcheur et avec deux canots se retira dans Les Cayes du Nord. Il s'empara d'un bâtiment armé, une frégate, envoyée par le Gouverneur espagnol de La Havane à sa recherche. Un des membres de l'équipage espagnol lui avoua avoir été engagé comme bourreau pour l'éliminer ainsi que son équipage. Devenu furieux, l'Olonnais décapita tous les prisonniers, sauf un, à qui il remit une lettre pour le Gouverneur de La Havane, où il écrivit qu'il avait exécuté l'équipage de la frégate. Le Gouverneur donna alors l'ordre de pendre les prisonniers français et anglais détenus dans les ports des Indes, au lieu de les embarquer pour l'Espagne.

En 1665, l'Olonnais revenu à la Tortue y trouva Michel de Maristéguy, dit Michel le Basque, avec lequel il entreprit une grande expédition, dans laquelle il dirigea l'armée de mer et Michel le Basque l'armée de terre. L'Olonnais prit d'abord deux bâtiments espagnols, une frégate[73] et un navire marchand chargé de cacao qu'il déchargea à La Tortue, où il fut rebaptisé la *Cacaoyere* avant de rejoindre l'Olonnais à l'île de Saona (située au sud-est d'Hispaniola) avec de nouveaux flibustiers. L'Olonnais garda la frégate et donna son bateau à l'un de ses capitaines, Moïse Vauquelin, alors qu'un autre de ses capitaines, Pierre le Picard, disposait d'un brigantin[74]. La flotte comptait alors sept vaisseaux et quatre cent quarante hommes. L'objectif de l'expédition était de s'emparer de Maracaïbo, au Venezuela, ville reliée à la mer par un étroit chenal défendu par le fort San-Carlos, située à l'entrée du lac

[73] Frégate : désigne des types de navire très différents, originaires de Méditerranée.
[74] Brigantin : voilier à deux mâts à voiles carrées.

de Marecaye[75] et de piller tous les bourgs situés sur le bord du Lac.
Les flibustiers occupent la ville, commencent le pillage, mais sont attaqués par un détachement espagnol envoyé en renfort, lequel est mis en pièces non loin de la petite ville de Gibraltar[76] sur le bord du Lac, ville qu'Olonnais met à sac. Les flibustiers passent six semaines à Gibraltar, mais une épidémie[77] se déclare dans leurs rangs. Ils incendient la ville et reviennent alors à Maracaïbo qu'ils pillent de nouveau. L'Olonnais rapporte à la Tortue le plus important butin jamais vu. Sa réputation est alors telle que le gouverneur anglais Thomas Modyford (1618-1679) tente de l'attirer à la Jamaïque par l'intermédiaire d'un capitaine marchand Thomas Clarke venu spécialement en 1667 à la Tortue.

Fort de ce succès, l'Olonnais monte en mai 1667, avec l'appui du gouverneur Bertrand d'Ogeron, une nouvelle expédition avec une grande flûte[78], trois cents hommes et six petits navires et encore trois cents hommes supplémentaires.

---

75 Le conquistador Alonso de Ojeda (vers 1465-1515) aurait été le premier Européen à « découvrir » le lac Maracaïbo en 1499. La région du lac aurait été soumise définitivement par les Espagnols en 1574, des colonies espagnoles établies et la ville de Maracaïbo fondée définitivement en 1574.

76 Où l'on cultive le tabac et le cacao, le meilleur et le plus excellent qui pousse aux Indes Espagnoles, et où il y a des cèdres dont on fait des vaisseaux tout d'une pièce qui peuvent porter en mer vingt-cinq à trente tonneaux.

77 Il s'agit probablement d'une épidémie de fièvre jaune qui a représenté, avec le paludisme pernicieux, le plus gros obstacle à la pénétration européenne dans le Nouveau Monde. L'arrivée de la maladie dans les Amériques remonterait aux débuts de la Traite des Noirs qui a commencé à Saint-Domingue et à Cuba dès 1501.

78 Flûte : navire de charge néerlandais équipé de trois mâts aux voiles carrées apparu à la fin du XVIe siècle. Optimisé pour le transport, la flûte fut un facteur important dans l'essor du commerce maritime des Pays-Bas aux XVIIe et XVIIIe siècles.

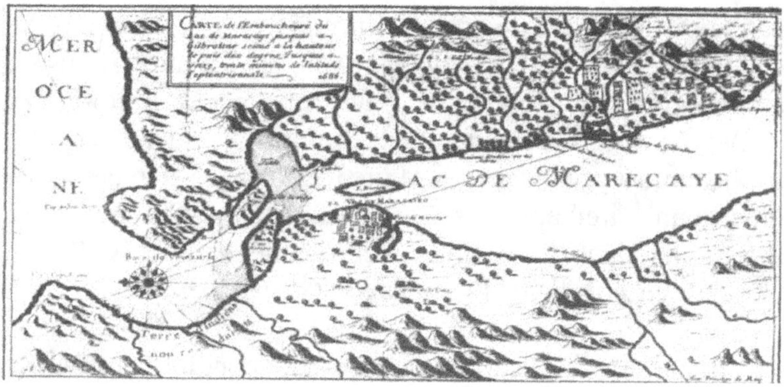

Figure 11 - Carte de l'embouchure du lac de Maracaye jusqu'à Gibraltar.

Il est le seul chef de l'armada. Il a comme guide un Indien né au Nicaragua. Il donne rendez-vous à sa flotte à Mata-Mano au sud de Cuba où il y a des pêcheurs de tortues auxquels il va prendre des canots pour remonter la rivière qui conduit au Lac de Nicaragua. Il se rend tout d'abord au golfe des Honduras où faute de vent, les bateaux dérivent pendant un mois. Manquant d'eau et de nourriture, les flibustiers vont alors piller les villages dans le golfe des Honduras, Puerto-Caballos et San-Pedro-de-Ulna. Leurs victimes sont de petites localités de pêcheurs de tortue, généralement des Indiens. « *Les flibustiers détruisent leurs cabanes et volent leurs embarcations, sapant ainsi les bases de l'existence de ces Indiens. Leur butin est maigre, mais la haine qu'ils éveillent est puissante* ».

Exquemelin rapporte que l'Olonnais exerçait contre les prisonniers espagnols une grande cruauté. Il ouvrit un jour la poitrine d'un Espagnol d'un coup de sabre et lui arracha le cœur encore palpitant qu'il aurait ensuite dévoré.

L'Olonnais prend aux Espagnols la hourque[79] *San Francisco-de-Asis,* en fait son navire amiral, passe près de quatre mois à

[79] Hourque (ou *hulk* en néerlandais) : voilier de transport à deux mâts, d'origine néerlandaise, en usage du XIVe siècle jusqu'à la fin du

caréner à la côte du Yucatan. En mai 1668, il rencontre au Cap-Gracias-a-Dios, Henry Morgan, un fameux flibustier anglais, qui lui propose de l'accompagner à Porto-Bello. L'Olonnais décline l'invitation et décide d'attaquer et de piller le Nicaragua, principale voie entre l'Atlantique et le Pacifique grâce à une circulation aisée entre les fleuves et les lacs. Mais il est pris dans une tempête et poussé dans le golfe du Honduras. La flotte de l'Olonnais est dispersée.

La plupart de ses capitaines, sous la conduite de Moïse Vauquelin, abandonnent l'Olonnais, qui ne dispose plus que deux cents hommes, mais continue à naviguer dans le golfe du Honduras. Il s'échoue sur des récifs près de l'île-des-Perles, dans le golfe de Panama. Il construit avec ses compagnons une embarcation. Début 1671, il fait de nouveau naufrage sur une l'île occupée par les Indiens Bravos, des anthropophages. Descendu à terre à la recherche d'eau et de nourriture, il est capturé par Indiens qui, écrit Exquemelin, « *le hachèrent par quartiers, le firent rôtir et le mangèrent.* » Triste fin !

Un groupe de flibustiers qui était reparti à l'île de la Tortue avec Moïse Vauquelin s'échoue sur un récif. Sans vaisseau, Moïse Vauquelin embarque sur celui du chevalier du Plessis. La seconde partie des flibustiers de l'Olonnais poursuit sa quête de butin avec Pierre le Picard.

Sont cités dans l'histoire de l'Olonnais : Michel le Basque, Moïse Vauquelin, Pierre Le Picard.

XIXe siècle. Poupe fortement arrondie et flancs renflés, les hourques n'avançaient pas vite, si bien que le mot *hourque* s'applique à un bateau mal construit et qui avance lentement.

Michel Etchgorria dit Michel le Basque

Il s'agit d'un ancien officier d'infanterie ayant longtemps servi en Europe[80] qui se nommait en réalité Michel de Maristéguy[81]. Son père s'était marié deux fois, la seconde fois avec une Basque espagnole qui lui avait donné un autre fils nommé Antonio de Maristéguy qui deviendra capitaine de vaisseau de la Marine royale espagnole. C'est par ce demi-frère que Michel le Basque a été identifié, car les archives conservent des accusations portées contre lui. Michel le Basque rencontra deux fois son demi-frère dans ses courses, les deux frères s'étant mutuellement épargnés après s'être reconnus. Michel le Basque commandait, en 1666, les troupes à terre lors de l'expédition de Maracaïbo menée par l'Olonnais. Antonio de Maristéguy avait aperçu son frère Michel sur la côte sud de Saint-Domingue en train de caréner et n'avait pas voulu l'attaquer, quoiqu'en forces très supérieures. Plusieurs témoins rapportèrent que le jour où les flibustiers s'apprêtaient à quitter Maracaïbo, un navire espagnol nommé *El Macaruco* se présenta devant la passe. Le flibustier français avait été très ennuyé en apprenant le nom de son capitaine qui n'était autre qu'Antonio de Maristéguy son frère, et avait alors demandé en secret au pilote quel était le signe convenu en cas de danger de présence ennemie dans la place et l'avait fait hisser à l'insu de ses hommes pour empêcher que son demi-frère ne tombe dans le piège en pénétrant dans la baie à la suite du pilote qu'on lui avait envoyé.

Le nom de celui qu'Exquemelin appelle Michel le Basque est donc bien Michel de Maristéguy, originaire d'Onati en

---

[80] Rectoran P. *Corsaires basques et bayonnais du XVe au XIXe siècle.* Illustrations Pablo Tillac. Éditions E. Plumon, Bayonne, 1946, 351 p.

[81] Jacques de Cauna. BasKulture. *La lettre du Pays Basque* .Histoire. 19 janvier 2017.
http://jdecauna.over-blog.com/2017/01/michel-le-basque-enfin-identifie.html

Guipuzcoa, une des trois provinces du Pays basque espagnol, alors que la légende l'avait fait naître à Saint-Jean-de-Luz ou à Dax.

Michel le Basque revient à Maracaïbo de sa propre initiative en 1667, occupe de nouveau la ville et prend les plus riches habitants en otages contre rançon. Exquemelin était le chirurgien de Michel le Basque lors de cette expédition, embarqué sur le *Dauphin,* l'ancien navire de l'Olonnais. Michel le Basque est resté célèbre pour sa bravoure et son endurance.

Moïse Vauquelin (ou Vauclin)

D'origine normande, probablement de religion réformée d'où son prénom Moïse, il avait commencé sa carrière comme chasseur d'épave, tentant, sans résultat, de repêcher la cargaison du galion espagnol *La Concepcion* disparu en 1642 au large de Puerto-de-Plata, sur la côte nord d'Hispanolia. En 1650, il faisait aussi la course dans la mer des Antilles avec Philippe Bequel[82], un flibustier originaire de La Rochelle, qui avait reçu une commission du Gouverneur de la Jamaïque. Moïse Vauquelin commandait un vaisseau dans la flotte de l'Olonnais lors du pillage de Maracaïbo au début de l'année 1666. En mai 1667, il suivit une nouvelle fois l'Olonnais dans l'expédition du golfe du Honduras. En mai 1668, il se sépara de l'Olonnais, se rendit sur la côte sud de Cuba, à Trinidad, à la Jamaïque, échoua son bâtiment sur un récif sur la route de la Tortue. Il fut alors recueilli par du Plessis qui mourut en 1668 dans un combat contre un navire espagnol. Vauquelin lui succéda comme capitaine et ramena son corps à la Tortue. Il repartit ensuite avec la frégate du chevalier sur la côte de La Havane. Au retour de cette dernière expédition, il servit de

---

[82] Philippe Bequel était capitaine flibustier depuis 1649 ou 1650. Il aurait rejoint L'Olonnais dans son expédition au Nicaragua, mais Exquemelin ne le cite pas parmi les sept capitaines y ayant pris part.

pilote côtier au Comte d'Estrées, qui passa à Saint-Domingue en juin 1669, lors de sa première croisière dans la mer des Antilles. En 1670, Vauquelin rédigea avec Bequel un mémoire[83] décrivant le Golfe du Honduras, ses côtes et ses principales îles, à la demande du Comte d'Estrées. La véritable raison de sa rédaction était de préciser où y faire caréner les vaisseaux de la Marine royale et où trouver un conifère, appelé « bois de sapin », pour remplacer leur mâture endommagée.

Pierre Le Picard

Comme son sobriquet l'indique, il est probablement originaire de Picardie. Il participa à la première expédition de Maracaïbo en 1666, sous les ordres de l'Olonnais. En 1667, il le suivit aux Honduras, mais le quitta pour aller avec Moïse Vauquelin sur la côte du Costa-Rica, puis, seul, au Rio-Chagre avant de descendre en 1668 le Rio-Veragua et de piller le bourg de Veragua qu'il dut quitter aussitôt après l'avoir pris, devant l'arrivée d'une forte troupe espagnole. En 1669, il rejoignit la flotte d'Henry Morgan qu'il guida jusqu'à Maracaïbo. En 1671, il commanda l'un des vaisseaux de la flotte de Morgan sous les ordres duquel il participa à l'expédition de Panama.

Henry Morgan

Henry Morgan (1635-1688) est le plus connu des flibustiers des Antilles. D'origine galloise, il serait arrivé à la Barbade en qualité de mousse, puis serait parti à la Jamaïque se joindre aux flibustiers anglais. Il se serait embarqué à la fin 1660 avec un flibustier qui fut arrêté à son retour de course pour piraterie. Henry Morgan a fait partie des membres de l'équipage qui ont

[83] Laprise R. *Analyse et transcription d'un mémoire de deux flibustiers concernant le golfe du Honduras (1670).* 2016. Mémoire conservé aux Archives nationales (site de Paris).

été condamnés à servir dans les plantations et n'a retrouvé sa liberté qu'en 1662.

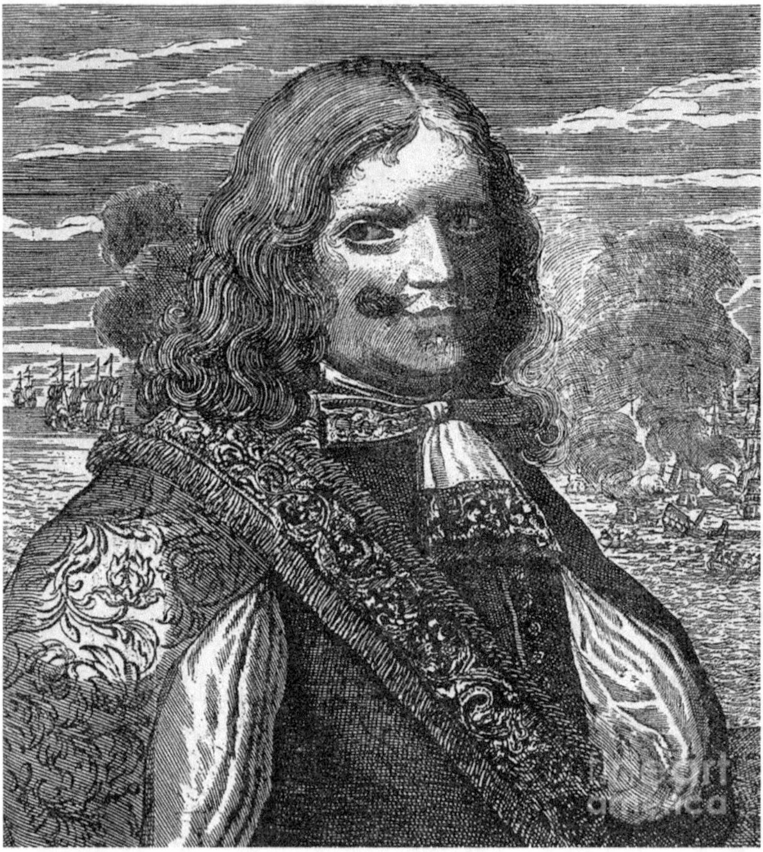

Figure 12 - Henry Morgan.

Il aurait offert ses services à Edward Mansvelt, un flibustier néerlandais mort au combat à La Havane en 1666. Mansvelt prit Morgan en amitié et alla attaquer avec lui l'île Sainte-Catherine située le long de la côte du Costa-Rica. La garnison espagnole résista et Morgan y gagna, par son courage, l'estime des flibustiers. Mansvelt y installa Saint-Simon, un Français, comme gouverneur qui pactisa avec les Espagnols. Après la

mort de Mansvelt, Morgan fut élu amiral et obtint du gouverneur de la Jamaïque, Thomas Modyford, sa première commission à la fin de l'année 1667.
En 1668, il débarque à Porto Bello au Panama, pille la ville, fait prisonniers des jésuites et s'en sert comme boucliers humains. En 1669, il pille Maracaïbo, puis Gibraltar.

En 1670, il informe les flibustiers français et anglais des Antilles qu'il forme une force considérable pour attaquer une importante place espagnole. Il forme la plus grande flotte de flibustiers de l'histoire des Antilles, soit trente-sept navires et deux mille deux cents hommes. Morgan prend conseil avec ses capitaines pour décider de la place qui sera attaquée. Il en propose trois : Panama, Carthagène et Veracruz. Panama est choisie, car elle est la plus riche des trois. En effet, tous les ans, les galions du roi d'Espagne chargés d'argent arrivaient du Pérou à Panama d'où l'argent était transporté par voie de terre à Porto Bello pour y être chargé pour l'Espagne. De même les marchandises qui venaient d'Espagne pour le Pérou étaient déchargées à Porto Bello.

Morgan donne rendez-vous à sa flotte au Cap-Tiburon, à Saint-Domingue, d'où il part le 16 septembre 1670. Il prend de nouveau l'île Sainte-Catherine en décembre. Il envoie un flibustier anglais, le Capitaine Joseph Bradley[84], prendre le fort San-Lorenzo qui donne accès au Rio Chagre qui est en partie navigable. En cours de route, les flibustiers sont obligés de poursuivre leur chemin en canot ou à pied le long du Rio Chagre. Au neuvième jour de marche, ils découvrent, du haut d'une montagne, l'océan Pacifique ou mer du Sud. La bataille de Mata Asnillos (ou Matasnillos), également appelée « Sac

---

[84] Joseph Bradley, flibustier anglais, mort à Chagres le 16 janvier 1671 au cours de l'attaque du fort de San-Lorenzo. Il eut les deux jambes brisées par un boulet et en mourut quelques jours plus tard.

de Panama » oppose le 28 janvier 1671 les flibustiers aux troupes espagnoles. Les flibustiers entrent dans la ville de Panama et après de violents combats de rue, commencent le pillage, s'emparent d'un grand navire et des barques au port de Panama.

Le partage du butin a lieu de retour au rio Chagre, mais Morgan en détourne une grande partie et prend la fuite vers la Jamaïque, ce qui est appelé « la perfidie de Morgan ». Exquemelin, qui était chirurgien de l'expédition de Panama, écrit en parlant de Morgan : « *Voilà ce qui lui échappa de dire en ma présence un jour qu'il était auprès d'un de ses confidents que je pensais d'une plaie qui s'était rouverte. Courage,* lui dit-il en anglais, *croyant que je ne l'entendais pas. Courage, guérissez-vous promptement, vous m'avez aidé à vaincre, il faut que vous m'aidiez encore à profiter de la victoire* ». N'était-ce pas dire en bon français, comme l'événement me l'a que trop confirmé : « *Vous m'avez aidé à faire un gros butin, il faut que vous m'aidiez à l'emporter* » ?

Morgan fut cependant reçu en héros à son retour à Port-Royal, recevant les félicitations du gouverneur Modyford. Mais, Charles II (1630-1685), roi d'Angleterre, voulant faire respecter la récente paix qu'il a conclue avec l'Espagne, présente ses excuses à l'Espagne et ordonne l'arrestation de Modyford, et de Morgan. Celui-ci est envoyé en Angleterre en 1672. Il va gagner la faveur du Roi, être fait chevalier et nommé lieutenant-gouverneur de la Jamaïque en 1674. Il se fâche avec le nouveau gouverneur Lord John Vaughan (vers 1640-1713). Il encourage les flibustiers anglais à prendre des commissions françaises à Saint-Domingue entre 1678 et 1680. Il est nommé gouverneur général de la Jamaïque en 1684 et meurt le 25 août 1688, probablement des conséquences de son alcoolisme. Il est enterré dans le cimetière jouxtant l'église de la ville anglaise. Le 7 juin 1692, la plus grande partie de la ville est détruite par un tremblement de terre et un raz-de-marée. Le cimetière est submergé et la mer a repris à tout jamais le corps de Sir Henry Morgan.

Dans son livre, Exquemelin qui accompagna Morgan lors de plusieurs expéditions[85], dont la prise de Panama, le décrit ainsi que ces hommes comme un débauché et un barbare qui torturait, violait et assassinait. À la parution en Angleterre du livre d'Exquemelin, Henry Morgan déposa plainte arguant que le livre donnait une fausse image de ses actions et de sa personnalité. Le roi Jacques II (1633-1701), roi d'Angleterre et d'Irlande, s'occupa personnellement de l'affaire, voulant maintenir ses bonnes relations avec l'Espagne. L'éditeur anglais fit publiquement amende honorable.

Malgré ses excès en tout genre et sa cruauté, Morgan avait obtenu ce qu'il recherchait : il fut anobli et nommé gouverneur de la Jamaïque à la fin de sa vie.

---

[85] Exquemelin A-0. Tome second. *Op.cit.* pp. 1-199.

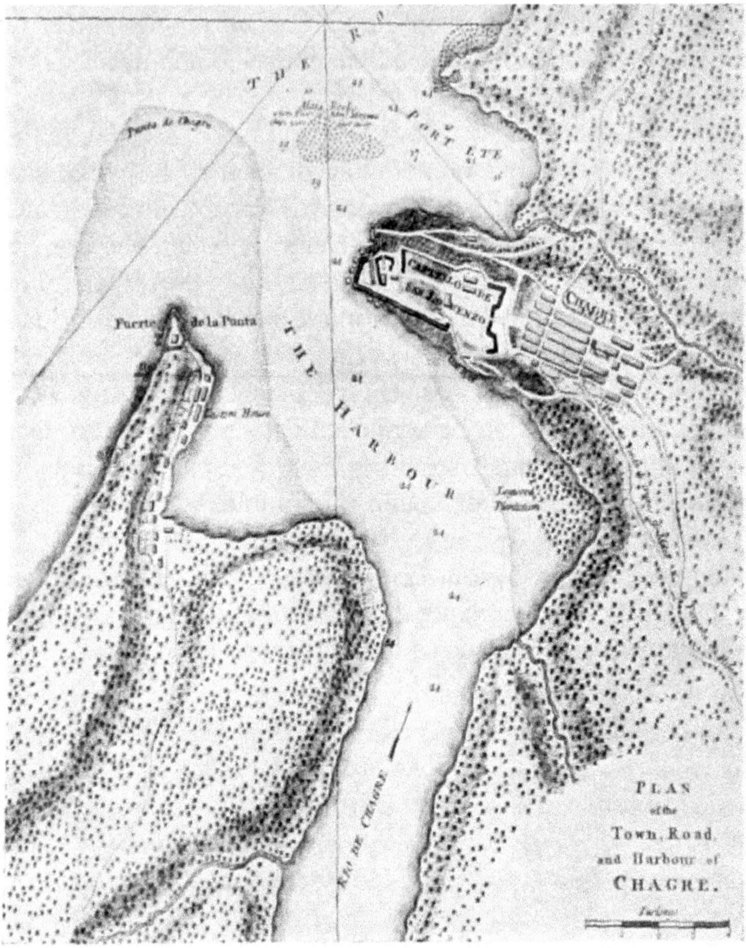

Figure 13 - Carte de Chagres et du fort San-Lorenzo en 1739.

Parmi les capitaines de Morgan[86], citons Pierre Le Picard, déjà cité, qui fit à Morgan, la proposition d'attaquer Maracaïbo, où il s'était déjà illustré avec l'Olonnais et Roc le Brésilien.

[86] Exquemelin A-0. Tome premier. *Op.cit.* pp. 202-219.

Roc le Brésilien

Flibustier néerlandais, il fut l'un des capitaines de Morgan. Il est né à Groningue vers 1640 et est mort à Curaçao vers 1681. Selon Exquemelin, il était le fils de marchands installés au Brésil. Lorsque le Brésil passa aux Portugais, il émigra aux Petites Antilles françaises vers 1654, mais ne s'entendit pas avec les flibustiers de la Tortue et partit à la Jamaïque où il se lia avec les flibustiers anglais.

Exquemelin écrit : « *Il a l'air mâle, et le corps vigoureux, la taille médiocre, mais ferme et droite, le visage plus large que long, les sourcils et les yeux assez grands, le regard fier et toutefois riant* ».

Roc participe sous les ordres d'Henry Morgan à la prise de Porto Bello en 1668. En 1669, il mène une expédition contre la ville de Campêche, mais fait naufrage sur la côte du Yucatan. Plus tard, il joint de nouveau la flotte d'Henry Morgan et participe au pillage de Panama. Il est capturé par les Espagnols et jeté en prison, puis conduit à Mérida et envoyé en Espagne, d'où il part en Angleterre. Il rejoint la Jamaïque en août 1670. Il s'engage à nouveau aux côtés de Morgan. En 1674, il s'embarque à la Jamaïque avec le capitaine Trébutor[87] et mène de nouveau une expédition au Yucatan, laquelle vire à l'échec. Il retourne à la Jamaïque. Vers 1680, il sort du Petit-Goâve avec un congé du Gouverneur de Saint-Domingue et se rend à Curaçao. Il y est arrêté, jugé et pendu pour piraterie.

---

[87] Le capitaine François Trébutor est un flibustier français qui servit de pilote à Jean Charles de Baas-Castelmore (-1677), gouverneur général des Antilles de 1667 à 1677, en poste à la Martinique, qu'il mena à Saint-Domingue et à La Tortue, puis de retour à la Martinique.

Michel de Grammont

Ou de Grandmont, dit « le Général de Grammont ». Alors qu'il n'est âgé que de quatorze ans, il tue en duel un officier soupirant de sa sœur. Arrêté, il est condamné et contraint de s'engager dans l'école des mousses et devient cadet au Régiment royal des vaisseaux.

À l'âge de 22 ans, il commande une frégate du Roi en course à la Martinique. Quand la France entre en guerre contre les Pays-Bas en mai 1678, de Grammont prend part à une expédition française commandée par l'amiral Comte Jean II d'Estrées qui voulait s'emparer de l'île hollandaise de Curaçao, mais son obstination à refuser de suivre les avis de ses officiers et pilotes qui connaissaient la configuration et les dangers de ces eaux provoquent la perte de toute son escadre (sept vaisseaux, trois frégates et sept navires auxiliaires) sur les récifs de l'archipel de Las Aves.

Cette monumentale erreur de navigation, unique dans l'histoire maritime française, n'entraîne cependant aucune sanction contre l'amiral d'Estrées. Puis, Michel de Grammont démissionne de la marine, arme son propre bateau et s'établit comme flibustier de 1670 à 1686. Libertin et athée, il était irrespectueux envers l'Église ce qui choquait ses amis et ses hommes. Mais c'était un grand homme de guerre[88].

Sa première prise fut amenée au Cap-Français. De Grammont reçut sa part, mais dut reprendre la mer huit jours plus tard, l'ayant perdu au jeu et dans de mauvais lieux. Le second voyage ne fut pas plus heureux, la tempête ayant poussé la frégate sur le récif où elle se brisa. De Grammont arma alors un bateau pour son compte. En 1678, il attaque Maracaïbo et

---

[88] Exquemelin A-0. Tome premier. *Op.cit.* pp. 388-395 et pp. 285-301.

la place-forte de Torilha et les pille, mais doit réembarquer, les maladies ayant décimé sa troupe : sur sept cents flibustiers, seulement quarante reviennent au port de départ à Saint-Domingue.

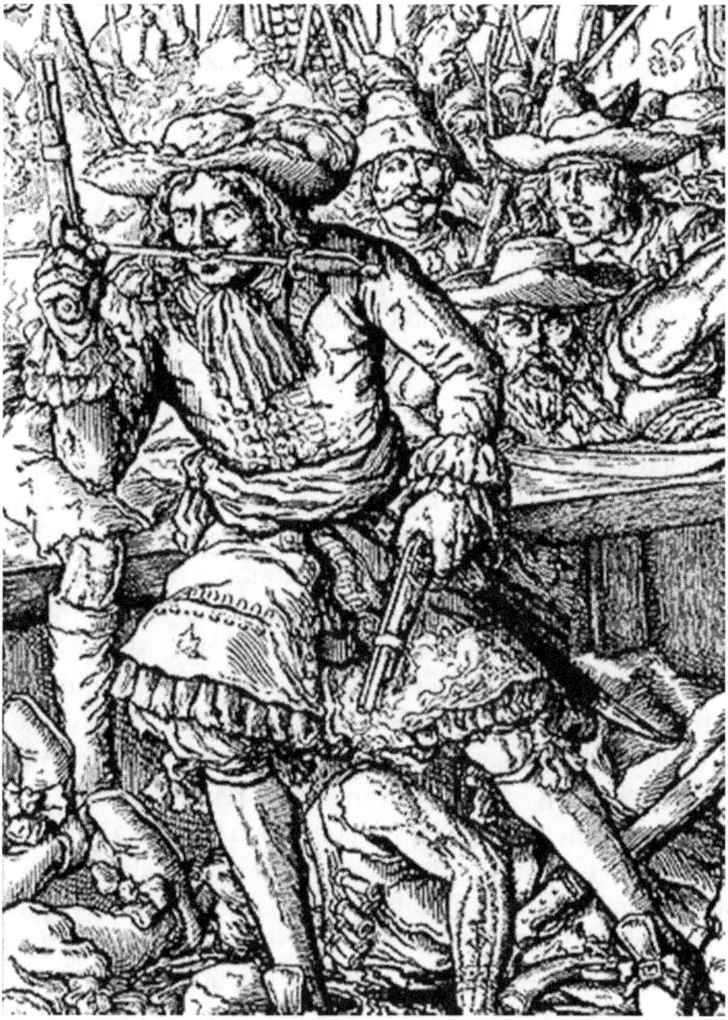

Figure 14 - Michel de Grammont.

En 1679, il se rend avec sa frégate et une patache[89] et quatre-vingts frères de la Coste à Cumana au Venezuela. Il occupe Puerto-Cavallo, y est blessé grièvement, rembarque, perd sa patache au cours d'un ouragan et revient soigner sa « pistolade » à La Tortue où il se lie d'amitié avec Nicolas Van Horn et Michel de Graff, deux flibustiers néerlandais. Tous trois décident alors de prendre Veracruz. Il s'agit d'une expédition téméraire, car Veracruz est défendue par une garnison de trois mille hommes et par le fort de Saint-Jean-de-Luz sur l'île de San-Juan-de-Ulua. De Grammont et ses amis recrutent douze cents flibustiers répartis en quatre navires. Le quatrième navire est commandé par le Capitaine Michel dont on sait peu de choses. Il s'agirait de Michel Andresson, un flibustier français, qui a suivi Laurent de Graff dans toutes ses entreprises.

Huit cents flibustiers furent mis à terre, prirent le fort et s'emparèrent des portes de la cité. Le pillage donna, d'après Exquemelin, près de 60 millions de piastres. La flotte flibustière rembarqua rapidement sous la menace d'une flotte espagnole et alla mouiller au Cap-de-Catoche dans la province du Yucatan. C'est là qu'eut lieu un duel entre Van Horn et de Graff. De Grammont rentra au Petit-Goâve, y perdit ses « économies » et organisa une nouvelle expédition à Campêche. La ville était défendue par un fort qui fut âprement défendu par les Espagnols. Les flibustiers firent sauter le fort, pillèrent la ville, l'incendièrent, puis repartirent au Petit-Goâve en septembre 1685. La prise de la ville de Campêche « *ne fut pas aussi avantageuse que celle de Veracruz* ».
De Grammont se retira de la flibuste en 1686 et fut nommé lieutenant du Roi pour la partie sud de Saint-Domingue par M. de Cussy. Cette retraite n'aurait été que temporaire : il

[89] Patache : sorte de vaisseau léger dont on se sert ordinairement pour le service des navires, pour aller à la découverte et pour envoyer des nouvelles en diligence.

aurait fait naufrage en 1688 en allant piller la colonie de Saint-Augustine en Floride, ou bien, il aurait péri dans une tempête au large des Açores, soit pour se rendre en Guinée, soit pour passer en mer du Sud par le détroit de Magellan.

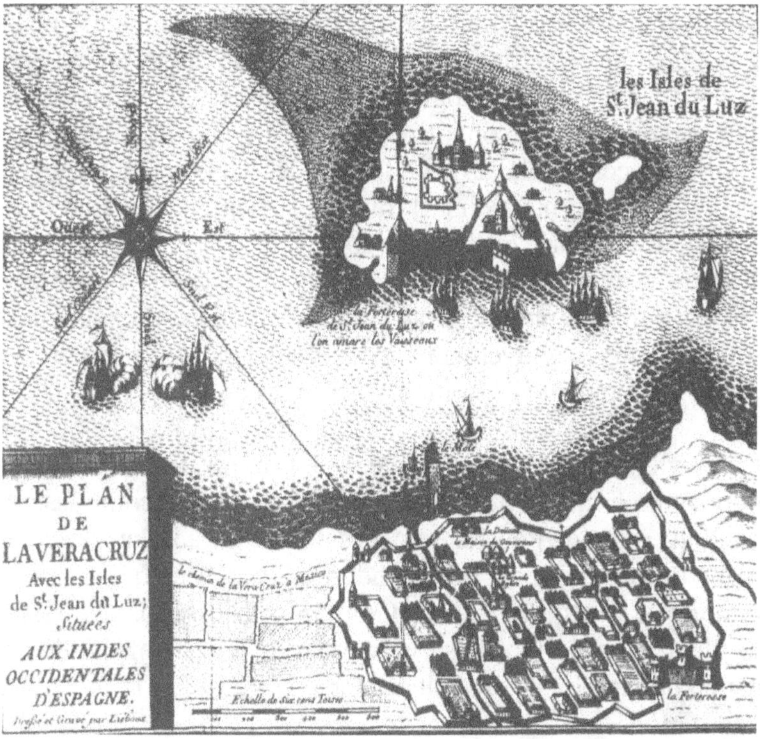

Figure 15 - Le plan de Veracruz avec les isles de Saint-Jean-de-Luz.

Nicolas Van Horn

Flibustier néerlandais, il est né à Flessingue en Zélande, province des Pays-Bas, vers 1632 et est mort en mer dans le golfe du Mexique en juin 1683. Selon Exquemelin, il a joué un rôle ambigu comme corsaire durant la guerre de Hollande[90]

[90] Exquemelin A-0. Tome premier. *Op.cit.* pp. 343-360.

(1672-1678). Il se marie en 1671 avec la fille de l'agent de la Compagnie des Indes occidentales à Nantes. Grâce à cette union, il obtient l'autorisation d'approvisionner Cayenne en esclaves. Il prévoit de devenir un sous-traitant de la firme titulaire de *« l'Asiento de los Negros »*[91] qui a le monopole de la traite négrière en Amérique espagnole. Il fait son armement à Londres où il se procure un passeport anglais. Avec deux navires battant pavillon anglais, il part à Cadix, mais le titulaire de l'*Asiento* refuse son offre de service. Il part alors pour l'Afrique occidentale, arrive à la côte des Esclaves au Bénin et « charge » six cents Noirs. Il traverse l'Atlantique et arrive en octobre à Cayenne où il vend deux cent cinquante esclaves. Voulant vendre le reste des esclaves aux Espagnols, il aborde à Santo-Domingo, obtient l'autorisation de les débarquer pour les soigner, mais le gouverneur espagnol informé de l'incident de Cadix lui confisque la moitié de ses esclaves.

En janvier 1683, il arrive au Petit-Goâve, où il vend les cent trente-cinq esclaves qui lui restent. Il obtient une commission du gouverneur de Pouancey. Après une escale à la Jamaïque, il se rend dans le golfe des Honduras, attaque Veracruz avec Laurent de Graff et Michel de Grammont. Blessé à la main lors du duel avec de Graff, sa blessure s'infecte, il meurt de la gangrène en mer et est enterré sur une île à la côte nord du Yucatan.

---

[91] L'Asiento était un type de convention dans la monarchie espagnole qui conférait à des acteurs privés le monopole d'exercer une compétence d'État. L'Asiento des esclaves noirs était destiné à fournir l'Amérique espagnole en main d'œuvre africaine. En effet, les Espagnols ne pratiquaient pas la traite des Noirs directement : ils confiaient celle-ci à d'autres pays : Portugal, Provinces-Unies, France, Grande-Bretagne. Philippe V d'Espagne concéda l'Asiento à la France en 1701. En 1817, l'Espagne adhéra à l'abolition de la traite des Noirs, ce qui mit fin officiellement à l'Asiento.

Laurent de Graff

Flibustier néerlandais né à Dordecht en Hollande vers 1654 et mort au Cap-Français le 24 mai 1704. Il se fixe à Santa Cruz sur l'île de Ténériffe avant 1674. Il est capturé sur un navire espagnol au Honduras en 1676, par des flibustiers de Saint-Domingue. Il devient l'un des leurs, puis l'un de leurs chefs. En 1679, il participe à une descente à Puerto-Principe (Port-au-Prince) sous les ordres de Michel de Grammont. En 1680, il tente une descente en amont de la rivière Atrato, dans le golfe d'Uraba, au sud-ouest de Panama. En 1681, il se trouve sur la côte de Carthagène des Indes. En 1682, croisant au large des côtes de Cuba, il s'empare à Porto-Rico d'un navire espagnol qu'il conduit à Saint-Domingue où le gouverneur de Pouancey le juge de bonne prise. En novembre, il repart pour une nouvelle expédition dans le golfe des Honduras. Il est rejoint à Roatan, une île dans le golfe des Honduras, par Nicolas Van Hoorn. Il participe à la prise de Veracruz en mai 1683 avec le capitaine Michel. Revenu à Saint-Domingue, le gouverneur Tarin de Cussy le retient plusieurs mois pour garder les côtes de la colonie. En juillet 1685, il est avec Michel de Grammont à la prise de Campêche. Après diverses courses aux Honduras et à la côte de Carthagène, il rentre à Saint-Domingue en septembre 1687 et est envoyé pour commander à l'île-à-Vache. Promu lieutenant du Roi au Cap-Français en 1691, il participe à l'attaque de la Jamaïque en 1694 avec Jean-Baptiste Ducasse (1646-1715). Puis il se retire sur sa plantation du Cap-Français, servant à l'occasion de pilote aux vaisseaux du Roi en station à Saint-Domingue[92]. Laurent de Graff avait épousé Anne Dieu-le-Veut[93] (1661-1710), une flibustière bretonne veuve de Pierre Le Long (vers 1650-1690), un flibustier établi au Cap-Français tué lors d'une

---

92 Exquemelin A-0. Tome premier. *Op.cit.* pp. pp. 322-340 et 360-374.
93 Exquemelin A-0. Tome second. *Op.cit.* pp. 246-269.

rixe à Saint-Domingue, et veuve de Joseph Chérel (mort en juin 1693). À la suite d'une insulte par Laurent de Graaf, elle se présente chez lui pistolet à la main pour lui demander raison. Jugeant cette femme digne de lui, il l'épouse le 28 juillet 1693. Elle accompagne Laurent de Graff en mer. Elle ne dissimule pas son sexe, à la différence d'autres flibustières. L'équipage en fait sa mascotte, lui réservant une part de butin. Elle est capturée par les Espagnols en 1695, libérée en 1698 et décède au Cap-Français en 1710.

Jean-Baptiste du Casse

Ou Ducasse, officier de marine et flibustier français, né à Pau le 2 août 1646 dans une famille huguenote. Il est tout d'abord écrivain sur un vaisseau de la Compagnie des Indes occidentales. En 1673, il devient capitaine d'un navire dont le port d'attache est Dieppe. En 1676, il est capitaine d'un navire marchand qui, avec six autres navires, transporte du tabac. Attaqué par une escadre commandée par l'amiral hollandais Jacob Binckes (1637-1677), il accepte de ramener sa cargaison en Hollande, mais rejoint Dieppe. Il sert ensuite la Compagnie du Sénégal créée par Louis XIV en 1673. Il passe au service du Roi et est nommé Gouverneur de la côte occidentale d'Afrique et Directeur de la Compagnie du Sénégal. Il maîtrise alors l'organisation de la traite négrière. Il entre dans la Marine royale comme lieutenant de vaisseau. C'est en mars 1689, au Cap-Vert, que du Casse croise des flibustiers venus de l'île de Roatan. Il se rend aux Antilles à Saint-Christophe, reprend aux Anglais l'île Saint-Martin et l'île Saint-Barthélemy.

En 1691, il est nommé, gouverneur de Saint-Domingue et le restera pendant dix ans. Il y développe la culture de la canne à sucre. En 1694, du Casse organise une expédition à La Jamaïque contre les Anglais et ramène les installations de cinquante sucreries qui ont été démontées et qui vont permettre l'implantation de l'industrie sucrière à Saint-Domingue.

En représailles, Port-de-Paix sera attaqué et pillé en 1695 par les Anglais. En 1697, il participe sous l'autorité de Jean-Bernard de Pointis (1645-1707), officier de marine[94] et corsaire, à l'expédition de Carthagène qu'Exquemelin décrit longuement, car lui-même y participa. Exquemelin cite les noms des seize bateaux de la Marine nationale, commandée par Monsieur de Pointis qui était embarqué sur le *Sceptre.* Un bateau, *le Ville d'Amsterdam*, servait d'hôpital. Exquemelin cite aussi les noms des treize bateaux de la flibuste de Saint-Domingue sous la dépendance de du Casse, lequel était embarqué sur le *Pontchartrain.*

À la tête d'une escadre de dix-sept « voiles » et de deux mille huit cents hommes, de Pointis quitte Brest le 9 janvier 1697, arrive au Petit-Goâve le 1er mars où il est rejoint par un corps de flibustiers, d'habitants, de boucaniers et de Noirs affranchis réunis par Du Casse, comprenant treize « voiles » et seize cents hommes[95].

Le 1er avril, la flotte met les voiles depuis le cap-Tiburon et arrive devant Carthagène le 12 avril, qui était défendue par trois forts : le fort de Saint-Laurent, le fort de Sainte-Croix et le fort de Boucachic. Carthagène capitule le 2 mai. Il s'agissait d'une expédition qui regroupait les officiers et soldats du Roi et les flibustiers.

---

94 Jean-Bernard Louis de Saint-Jean, baron de Pointis (1645-1707), est un officier de marine français ayant lutté contre les barbaresques sous les ordres de l'amiral Duquesne en 1681, pendant la guerre de la Ligue d'Augsbourg sous les ordres du maréchal de Trouvelle en 1690 et en Méditerranée en 1691 sous les ordres de d'Estrées.

95 Exquemelin A-0. Tome second. *Op.cit.* pp. 301-361.

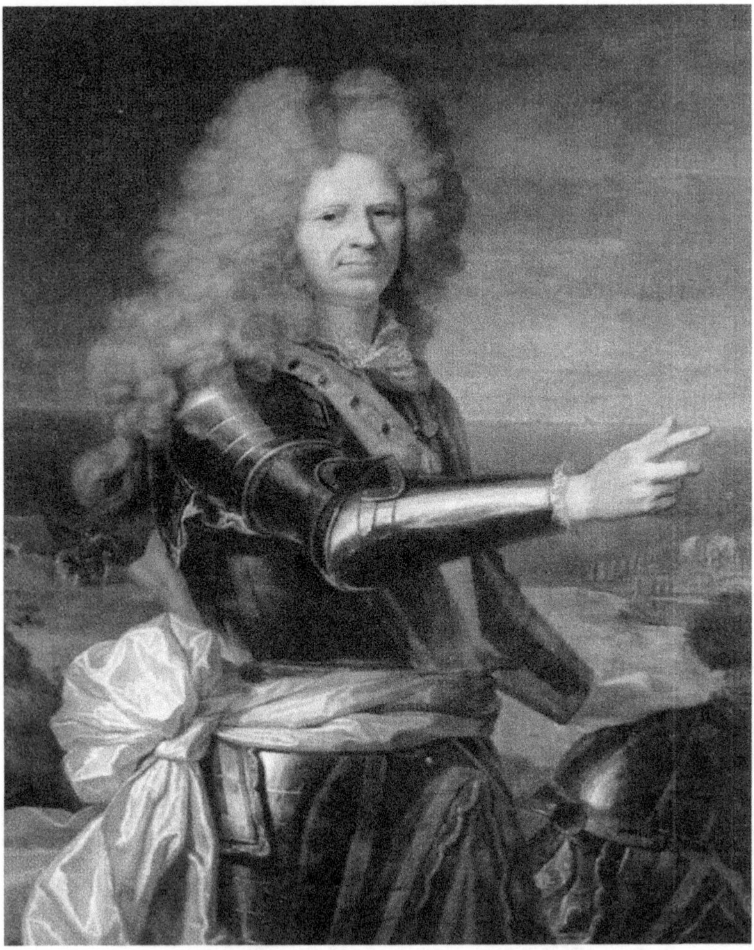

Figure 16 - Jean-Baptiste du Casse vers 1700.

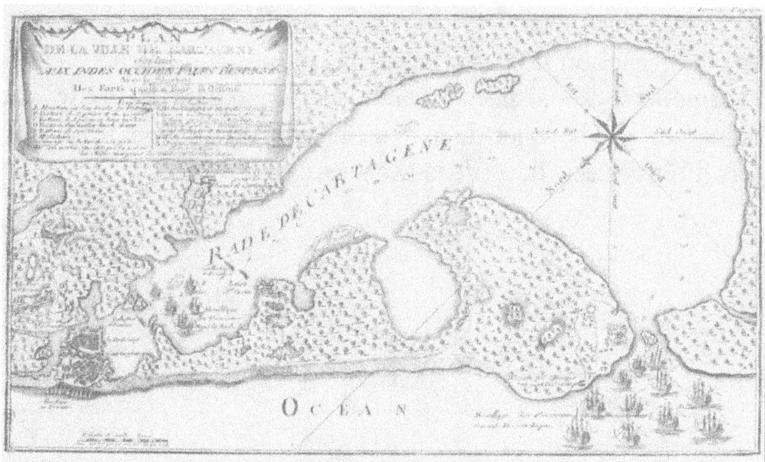

Figure 17 - Plan de la ville de Carthagène aux Indes occidentales.

Mais une épidémie de fièvre jaune dont de Pointis est lui-même atteint, se propage au sein des troupes françaises qui sont contraintes de réembarquer le 1er juin. Le butin est important. Mais, malgré les promesses faites par de Pointis avant le départ de Saint-Domingue, le partage du butin entre les équipages du Roi et les flibustiers s'avère inégal. Les flibustiers, en colère, parlent de livrer combat contre de Pointis. Du Casse pour lequel, ils avaient beaucoup de référence « *les obligeât par deux fois à se désister de ce projet* ». Ils retournèrent à Carthagène dont ils recommencèrent le pillage. Les flibustiers se plaindront au Roi Louis XIV du partage inégal du butin fait par de Pointis.

Sur le chemin du retour, la flotte est attaquée par deux fois par une escadre anglaise et hollandaise qui venait d'Europe au secours de Carthagène, mais parvient à s'échapper et à regagner Brest le 29 août. En 1702, du Casse combat les Anglais de l'amiral John Benbow (1653-1702) près de Sainte-Marthe et les bat. Il est alors chef d'escadre. Lieutenant-général des armées navales en 1707. Il commande en 1714 la flotte qui assiège et investit Barcelone.

Il meurt paisiblement le 25 juin 1715 à Bourbon-l'Archambault, en Auvergne, où il prenait les eaux. Flibustier, corsaire, lieutenant général des armées navales, Commandeur de l'ordre de Saint-Louis, Chevalier de la Toison d'Or d'Espagne, il fut à la fois flibustier et officier de la Marine royale.

FLIBUSTE, CHIRURGIE, BOTANIQUE, ZOOLOGIE ET MINÉRALOGIE SELON EXQUEMELIN

Pour les auteurs de ce livre, médecins praticiens, l'intérêt de la lecture de l'ouvrage écrit par Exquemelin va au-delà de ce qu'il rapporte sur la flibuste et les flibustiers. L'intérêt réside dans l'activité de chirurgien et de naturaliste qu'il y décrit, dévoilant ainsi une curiosité scientifique inattendue chez un flibustier, terme devenu péjoratif de nos jours ! Or, maintes fois commenté, l'ouvrage d'Exquemelin ne lasse pas de surprendre, tant il traite de sujets variés. Pour un auteur chirurgien – au sens très restreint de ce terme au XVIIe siècle – l'ouvrage comporte assez peu de données sur la chirurgie pratiquée à cette époque-là dans les circonstances si particulières, acrobatiques à fond de cale et essentiellement traumatiques de la flibusterie. Toutefois, quelques descriptions saisissantes d'interventions chirurgicales héroïques émaillent l'ouvrage et saisissent le lecteur, même médecin ! Par contre, Exquemelin développe un long chapitre sur *« l'Histoire des animaux et des plantes qui sont sur les îles de la Tortue et de Saint-Domingue »*, affirmant ainsi, au-delà de son caractère aventureux et de son amour du grand air du large, son intérêt pour les sciences de la Terre. Un flibustier médecin et scientifique qui n'a pas fini de vous surprendre !

Flibuste et chirurgie

Au XVIIe siècle, les chirurgiens transocéaniques sont des « chirurgiens navigans », enfants des découvertes d'Henri le Navigateur (1394-1460), de Christophe Colomb (1451-1506), de Vasco de Gama (1469-1524) et de Fernand de Magellan (1480-1521).

L'aventure des « chirurgiens navigans[96] » commence avec les chirurgiens espagnols et la découverte des Amériques par Christophe Colomb. Lors du premier voyage de 1492, les noms des chirurgiens embarqués sur ses trois navires nous sont connus : Alonso et Rodrigue sur la *Santa Maria*, Hernandez sur la *Pinta*, Juan Bonnepersonne sur la *Nina ;* en 1493 lors du deuxième voyage : Diego Alvarez Chanca ; en 1498 lors du troisième voyage : Diego de Palentia ; en 1502, lors du quatrième voyage : Bernal.

Même si quelques rares noms de chirurgiens des conquistadors nous sont parvenus, nous savons que les chirurgiens navigans espagnols furent nombreux dans la fameuse flotte d'Argent ou flotte du Trésor qui transportait les richesses des Amériques en Espagne. Il y avait aussi des chirurgiens dans la flotte de guerre - dite l'Invisible Armada - qui protégeait la flotte du Trésor contre les innombrables attaques des flibustiers. Il convient d'y rajouter les chirurgiens des navires de commerce libre ou chirurgiens « marchands ».

Les bateaux traversaient l'Atlantique en soixante-dix jours, se déchargeaient et se chargeaient en cent soixante-quinze jours à Carthagène, à Porto Bello, à Veracruz, à La Havane et revenaient les flancs lourds en Espagne en cinquante jours. Il y aurait eu quinze mille « chirurgiens navigans » dans la flotte du Trésor de 1548 à 1805. Des chirurgiens étrangers participèrent à la flotte d'Argent, comme Richard Wiseman (1622-1676), un chirurgien anglais, qui servit trois ans dans la marine espagnole de 1654 à 1657.
Les chirurgiens espagnols ne furent pas les seuls « chirurgiens navigans » européens, puisque de 1620 à 1790, les marines

---

[96] Forgue E, Bochet A. La chirurgie jusqu'à la fin du XVIIIe siècle, *in Histoire de la Médecine, de la Pharmacie, de l'Art dentaire et de l'Art vétérinaire*, Albin Michel / Laffont / Tchou, tome III, pp. 131-223.

européennes ont eu recours à plus de cent mille chirurgiens espagnols, portugais, hollandais, scandinaves, anglais et français. C'est la piètre qualité de la formation des chirurgiens français qui fut à l'origine de la création de la première école au monde de Chirurgie navale à Rochefort, en 1722, par Jean Cochon-Dupuy (1674-1751). Cette école servit de modèle à l'École de Chirurgie navale de Cadix lors de la réforme de la chirurgie espagnole. D'après le navigateur anglais Richard Hawkins (1562-1622), féru d'hygiène navale, les chirurgiens espagnols étaient particulièrement ignorants : « *Ils n'obtiennent pas beaucoup de cures positives. J'ai d'ailleurs noté que les Espagnols s'accommodent de ne pas avoir de bons et soigneux chirurgiens et n'exigent pas qu'ils soient distingués dans leur profession, comme le sont les autres nations* ».

Dès 1538, les flibustiers de France, des Pays-Bas, d'Angleterre attaquèrent les flottes du Trésor espagnol. Les Français s'assurèrent des îles de la Tortue, de Saint-Christophe et de Saint-Domingue (1625), les Pays-Bas de Curaçao (1637), l'Angleterre de la Barbade (1627) et de la Jamaïque (1655). Ces flibustiers se devaient donc de disposer de bons chirurgiens afin de minimiser les nombreuses pertes humaines au sein de leurs équipages lors des assauts[97].

La flibuste disposait d'excellents chirurgiens, dont le Normand Alexandre-Olivier Exquemelin, qui, ayant commencé sa formation chirurgicale à Paris, la poursuivit d'abord « sur le tas » avec la flibuste, puis en Hollande où il soutint sa thèse de doctorat en médecine. Alors qu'à Paris, les chirurgiens étaient « dédaignés » par les médecins, ils jouissaient d'une grande popularité dans les « Isles », d'autant qu'ils devaient allier les

---

[97] Kerneis J-P. Histoire de la Médecine Navale à travers les » chirurgiens navigans », *in Histoire de la Médecine, de la Pharmacie, de l'Art dentaire et de l'Art vétérinaire*, Albin Michel / Laffont / Tchou, tome VIII, pp. 215-239.

qualités d'un chirurgien à celles d'un naturaliste et d'un apothicaire.

Les « chirurgiens navigans » des marines de guerre, des marines marchandes et de la flibuste étaient tous des lointains « élèves » d'Ambroise Paré (1510-1590) dont la vie s'étendit sur presque tout le XVIe siècle, agitée par de nombreuses campagnes de guerre qui portèrent ce barbier-chirurgien reconnu en 1536 *« idoine et suffisant pour guérir les clous, bosses, anthrax et charbon à la position imminente de chirurgien de quatre rois de France et rénovateur de la chirurgie française ».* Ambroise Paré est *« une des figures les plus sympathiques et les plus humaines de la médecine »*.
Son œuvre chirurgicale est un des exemples remarquables de l'efficacité des observations minutieuses et de l'expérimentation qui commençaient à se développer : description des plaies et blessures de guerre, méthodes thérapeutiques nouvelles.

Ambroise Paré fit une découverte majeure : la ligature artérielle immédiate dans les amputations. C'est en 1552, pendant le siège de Damvilliers qu'il amputa un gentilhomme d'une jambe et que, pour la première fois, il lia les artères « *sans appliquer les fers ardents* ». Jusqu'alors, l'hémorragie était traitée par l'emploi de gros cautères rougis à blanc appliqués à la surface de section, qui produisaient de vastes escarres, mais n'assuraient qu'une hémostase aussi fragile que temporaire. Lorsque l'escarre chutait, elle pouvait entraîner une reprise hémorragique souvent fatale.

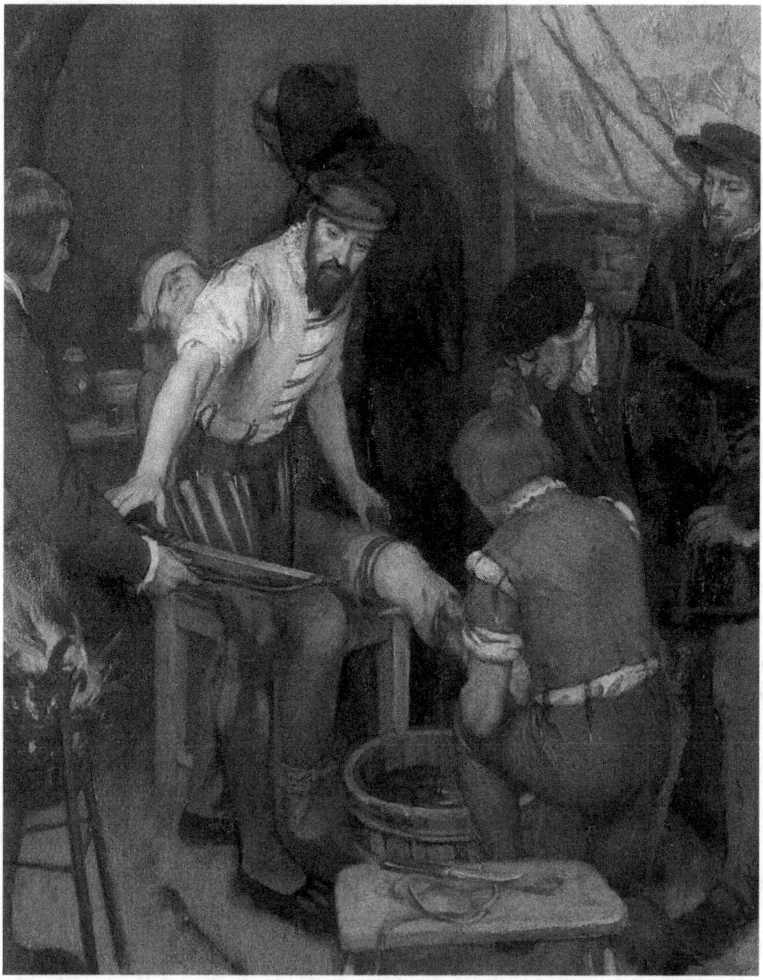

Figure 18 - Ambroise Paré utilisant la ligature lors d'une amputation lors du siège de Damvillers, 1552.

La technique d'Ambroise Paré était de saisir avec la pince « en bec de corbin[98] » et d'attirer, hors des chairs, les extrémités

[98] Un bec de corbin, du vieux français « bec de corbeau » désigne de nos jours un marteau d'armes à manche long. Son nom provient du crochet, également présent sur certaines armes telles que la hallebarde qui a donné

des vaisseaux et de les lier avec un fil double. Il écrit *« C'est sans l'avoir vu faire à aucun, ouy dire ni lu, qu'il a plus à Dieu de m'adviser de l'idée d'étreindre d'un fil l'artère béante des amputés »*.
Amboise Paré qui fit d'autres découvertes et qui n'entendait pas le latin, écrivait en français pour être compris des barbiers-chirurgiens, des ouvrages de chirurgie qui firent l'objet de critiques virulentes de la part des médecins[99], tout particulièrement du doyen de la Faculté de médecine de Paris, Etienne Gourmelin, élu doyen en 1574.

Voici quelques récits de l'exercice de la chirurgie d'Exquemelin, tels qu'il les rapporte dans son livre.

Il rapporte les soins qu'il prodigua à « *un camarade qui se présenta à moi dans un état déplorable, il avait une flèche enfoncée dans l'œil, ce malheureux répandant une prodigieuse quantité de sang de son œil blessé et autant de larmes de celui qui ne l'était pas, me priait avec insistance de lui arracher cette flèche qui lui causait une violente douleur, et comme il vit que la pitié m'empêchait de le secourir assez promptement, il se l'arracha lui-même* ».

Exquemelin traita pour une grave blessure le fameux flibustier Alexandre dit Alexandre Bras-de-Fer, un flibustier espagnol ainsi surnommé en raison de la force de son bras, avec qui Exquemelin s'entretenait en espagnol. Il écrit : *« Il était beau de visage, vigoureux de corps, j'en puis parler pour l'avoir vu de près, parce que je l'ai pansé et guéri d'une blessure*

---

leur surnom de « Gentilshommes à bec de corbin » aux gentilshommes ordinaires de la Maison du Roi.

[99] En France, jusqu'au XVIe siècle, l'enseignement de la médecine était l'objet d'une profonde dichotomie entre les barbiers-chirurgiens et les médecins, seuls dépositaires de la pensée hippocratique. Les médecins méprisaient les chirurgiens qu'ils jugeaient dénués de culture.

considérable ». Un coup de sabre lui avait sectionné une partie des muscles du cou. Exquemelin remodela les plans musculaires, suppléant la nature, recousant avec des boyaux de lamantin les muscles lésés, puis immobilisant tête et poitrine sur une planche jusqu'à cicatrisation complète.

Exquemelin décrit également l'observation d'un flibustier portugais parti à la chasse accompagné d'un esclave et attrapé par une jambe par un crocodile, en passant un ruisseau. Le flibustier donna au crocodile tant de coups de couteau qu'il le mit hors d'état de nuire. L'esclave chargea le flibustier sur ses épaules et le ramena à sa base. « *Après l'avoir visité, je trouvai que d'une jambe, il ne lui était resté que les muscles et les nerfs qui pendaient tout déchirés ; il avait encore plusieurs blessures à la cuisse et les parties génitales entièrement emportées. Je le pansai et la fièvre qui l'avait quitté le reprit. Deux jours après, la gangrène se mit à la jambe en sorte que je fus obligé de la lui couper. Après cette opération, ses plaies allèrent fort bien, et nous parlions déjà de lui faire une jambe de bois, lorsqu'une nuit, il lui vint une « érésipelle*[100] *» à la jambe saine depuis la hanche jusqu'au talon. Je le soignai, le purgeai doucement et tâchai d'apaiser l'inflammation [...] cependant, sa jambe tomba en pourriture et quelque soin que je puisse y apporter, il mourut* ». Exquemelin ajoute : *« Je ne puis pourtant attribuer sa mort au venin du crocodile, car j'en ai vu plusieurs qui ont été mordus et dont la guérison n'a été suivie d'aucune mauvaise suite. Je crois donc que celui-ci n'est mort parce qu'il était malsain et d'une humeur sombre et mélancolique* ».

Exquemelin mentionne quelques maladies : les épidémies de fièvre jaune, le scorbut chez les engagés venant de France, la syphilis...

[100] Érysipèle : dermo-hypodermite bactérienne non nécrosante, infection de la peau due à une bactérie, donnant une « grosse jambe rouge aiguë fébrile ». Il s'agit ici probablement d'une fasciite nécrosante.

Il évoque les maladies des Amérindiens qui : « *Sont sujets à des maladies dangereuses comme la petite vérole, les fièvres chaudes, le flux de sang. Quand ils ont la fièvre chaude*[101], *ils se mettent dans l'eau jusqu'au col, et par ce moyen, ils le guérissent parfaitement ; mais quand il leur survient quelque maladie d'une autre nature, ils n'y font rien. Aussi, en meurt-il un grand nombre et ne multiplient guère, car au rapport des Aventuriers qui ont le plus fréquenté cette nation, il y a plus de soixante ans qu'on les voit toujours dans le même état, quoique l'air du pays soit fort bon et que la terre en soit fertile* ».

Alors qu'Exquemelin prodigue ses soins aux blessés de « sa flibuste », il dépend pour ce qui concerne les ennemis blessés de l'humeur du capitaine flibustier qui décide seul si ces derniers peuvent recevoir des soins ou être froidement achevés. Les achever froidement fut la décision de Nau l'Olonnais devant le port de la Boca de Caravelas à Cuba, où, à son goût, la résistance n'avait que trop duré. À l'inverse, dans l'expédition de Morgan contre Panama, les blessés furent mis « *dans un lieu où ils puissent reposer à leurs aises [...] La Chapelle parut commode [...]. Quelques femmes esclaves furent employées à soigner les blessés et assister les chirurgiens qui dans la lutte n'avaient pu qu'appliquer un appareil à leurs blessures pour étancher le sang et encore aux seuls blessés qui avaient de grandes plaies...* »
Exquemelin précise l'émergence d'un droit à la compensation et à la réparation des blessures et son inscription dans les règles des « chasses-parties ». Il s'agissait, en quelque sorte, de l'ancêtre de l'Assurance Maladie dans ce petit monde très organisé de la flibuste[102].

---

[101] La petite vérole est la variole. La fièvre chaude désigne le paludisme.
[102] Hamonet C. L'appréciation du handicap chez les frères de la côte (1664-1675) selon Alexandre-Olivier Exquemelin chirurgien de la

La « chasse-partie » ou « charte-partie » était l'accord qui réglait « *ce qui doit revenir au capitaine, au chirurgien et aux estropiés chacun selon la grandeur de son mal après une opération* ».

Cet accord constitue un véritable code de réparation du dommage corporel, sur une base anatomique, en espèces ou en aides humaines :
- Pour la perte d'un œil, cent écus ou un esclave,
- Pour la perte des deux yeux, six cents écus ou six esclaves,
- Pour la perte de la main droite ou du bras droit, deux cents écus ou deux esclaves,
- Pour la perte des deux, six cents écus ou six esclaves,
- Pour la perte d'un doigt ou d'un orteil, cent écus ou un esclave,
- Pour la perte d'un pied ou d'une jambe, deux cents écus ou deux esclaves,
- Pour la perte des deux, six cents écus ou six esclaves,
- Lorsqu'un flibustier a une plaie dans le corps, qui l'oblige à porter une canule[103], on lui donne deux cents écus ou deux esclaves,
- Lorsqu'un flibustier n'a pas perdu entièrement un membre mais qu'il est simplement privé de l'action, il ne laisse pas d'être récompensé comme s'il l'avait perdu tout à fait ; ajoutez à cela que c'est au choix des estropiés de prendre de l'argent ou des esclaves.
- Un esclave vaut cent écus[104].

---

flibuste. *Histoire des sciences médicales,* Tome XLI, n°1, 2007, pp. 117-121.

[103] Canule : tube en métal droit ou recourbé permettant le passage de l'air ou d'un liquide à travers un orifice.

[104] Écu : monnaie française créée au Moyen-Âge d'abord en or, puis en argent.

Flibuste et botanique

Exquemelin développe longuement tout ce qui touche aux plantes et aux médicaments. Dès le début du XVIe siècle, des échanges réguliers de drogues s'étaient établis entre l'Amérique et l'Europe. Les produits d'outre-Atlantique arrivaient en Espagne et au Portugal et partant de là, dans toute l'Europe. Un commerce de drogues existait déjà avec d'autres pays exotiques.

Parmi les drogues en provenance d'Amérique, citons le datura, une plante hallucinogène de la famille des *Solanacées* dont le centre de culture était le Mexique et qui gagna l'Ancien-Monde après la conquête de l'Amérique au XVe siècle. Le datura entraîne un délire hallucinatoire qui peut mener au décès en cas de surdosage. La plante a été utilisée par de nombreuses sociétés traditionnelles, dont les Aztèques, pour ses propriétés psychotropes et hallucinogènes. Elle est toujours utilisée par certaines ethnies d'Amérique lors de certains rites initiatiques.

Aux XVe et XVIe siècles, la botanique a émergé comme une discipline scientifique distincte de l'herboristerie et de la médecine, tout en continuant d'apporter sa contribution à ces deux domaines.

La science moderne est née au XVIIe siècle, impulsée en France par l'œuvre de René Descartes (1596-1650). La nécessité d'échanger des connaissances entre naturalistes européens fut à l'origine de la fondation des premières académies scientifiques telles que *l'Academia del Lincei* en Italie en 1603, la *Royal Society* au Royaume-Uni en 1660 et l'Académie des Sciences en France en 1666. Mais l'observation exacte des plantes a été plus tardive, due en particulier à l'Anglais John Ray (1627-1705) sur les travaux duquel s'est basé, au XVIIIe siècle, le Suédois Carl Von Linné (1707-1778)

qui a posé les bases de la nomenclature binominale des espèces et a instauré une terminologie précise.
Les premiers herbiers furent fondés au XVIe siècle. Ils contenaient une liste et une description de nombreuses herbes, avec leurs propriétés et vertus, en particulier en ce qui concerne leur utilisation médicinale. L'herbier de Joseph Pitton de Tournefort (1656-1708), nommé botaniste du jardin du Roi en 1683, fut le premier herbier historique en France.

Exquemelin, apprenti-chirurgien en 1666, n'avait sans doute pas de sérieuses connaissances en botanique, mais il donne une description simple des plantes évoquant le port de l'arbre, sa taille, l'aspect des feuilles ou des fruits, l'usage de la plante et ses propriétés thérapeutiques et indique si elle renferme des propriétés toxiques en citant, le cas échéant, l'antidote. Faisant preuve d'une grande curiosité, il se « *documentait après des Amérindiens et des prisonniers sur les substances qu'ils employaient à des fins thérapeutiques ou guerrières et il rédigeait la description de plantes nouvelles pour lui* ».

Le premier botaniste européen qui débarqua en Amérique fut un médecin espagnol, Francisco Hernandez de Toledo (1515-1587) choisi par le roi Philippe II d'Espagne (1527-1598) pour diriger une expédition scientifique en Nouvelle-Espagne. Il arriva à Veracruz en 1572 et fut de retour en Espagne en 1577 où il rapporta une importante collection de plantes (environ deux mille cinq cents espèces), trente volumes de dessins et de notes, ainsi qu'environ six-cents spécimens d'animaux ou de minéraux. Mais les originaux, conservés dans la bibliothèque de l'Escurial, ont disparu, sans doute détruits lors de l'incendie de 1671. Hernandez de Toledo avait publié en 1651 « *Rerum medicarum novae Hispaniae thesaurus seu plantarum animalium mineralium mexicanorum historia*[105] ». Il avait

[105] Également connu sous le nom du *Trésor mexicain* (https://www.loc.gov/item/2021667095)

décrit deux-cent-trente espèces d'oiseaux, mais les illustrations ont été perdues ; il avait heureusement cité les noms en nahuatl[106].

Le Français André Thevet (1516-1592), moine cordelier[107] et fils d'un chirurgien-barbier, était le contemporain de Francisco Hernandez. Il a effectué un voyage au Brésil en 1555-1556 avec Guillaume Le Testu (1510-1573) sous le règne d'Henri II (1551-1589) et a fait paraître à son retour à la fin de l'an 1557 un livre intitulé « *Les Singularitez de la France antarctique* ».

Les premiers botanistes aux Antilles furent des hommes d'Église.
Jean-Baptiste du Tertre (1610-1687), un dominicain, effectua cinq allers et retours entre 1640 et 1658 aux Antilles, et qui publia entre 1667 et 1671 : « *Histoire générale des Antilles habitées par les François* ».
Charles Plumier (1646-1704), un religieux de l'ordre des Minimes[108], effectua trois voyages aux îles d'Amérique entre 1689 et 1703. C'est Michel Bégon (1635-1710) qui avait été intendant dans les îles d'Amérique de 1682 à 1684, qui l'avait désigné pour explorer la flore aux îles. Charles Plumier publia en 1693 : « *Description des plantes de l'Amérique avec leurs figures* » et en 1703 « *Nova plantarum americanarum genera* »,

---

[106] Nahuatl : langue du Mexique qui appartient à la famille linguistique uto-aztec (qui comprend aussi les langues pima-tarahumar et cora-huichol parlées au Mexique, et plusieurs langues d'Amérique du Nord comme le comanche, le hopi et le papago).
[107] Cordeliers est le surnom donné aux Frères mineurs de l'Observance ou aux Frères mineurs conventuels établis en France, en raison de la corde qui ceint leur robe. Leur vêtement était fait de gros drap gris.
[108] Ordre des Minimes, « les tout petits » : institut religieux de pénitents de spiritualité pénitentielle, fondé en 1436 par saint François-de-Paul (1416-1507) et approuvé en 1474 par les autorités ecclésiastiques.

dans lequel il décrit cent six nouveaux genres, dont la vanille. Il rapporta de son premier voyage (1689-1690) une plante herbacée aux feuilles grasses et rondes à laquelle il donna le nom de *Bégonia,* en hommage à son protecteur Michel Bégon.

Plus tard, Jean-Baptiste Labat (1663-1738), dominicain et botaniste, séjourna aux Antilles de 1693 à 1706 et publia : *Nouveau voyage aux Isles Françoises de l'Amérique* en 1722. Puis, Michel Etienne Descourtilz (1775-1835), médecin botaniste, a constitué des collections de plantes venant de Saint-Domingue qui furent détruites au cours de la Révolution haïtienne. Il a publié en 1833 : « *Flore pittoresque et médicale des Antilles ou Histoire des plantes usuelles des colonies françaises, anglaises, espagnoles et portugaises* ».

Exquemelin évoque, en premier, les arbres fruitiers : « *Je ne veux parler que de quelques-uns des plus rares ; car si je parlais de tous, je pourrois être ennuyeux* ».

L'oranger est un arbuste originaire d'Asie dont le fruit est appelé orange douce pour le distinguer de l'orange amère qui est le fruit du bigaradier ou oranger amer. À Saint-Domingue, les fruits sont fort aigres, petits et toutefois pleins de suc, n'ayant pas l'écorce épaisse. Les orangers sont des plantes médicinales. Les extraits des fleurs, des feuilles, des écorces de fruits font des huiles essentielles digestives et apaisantes.

Le citronnier est l'arbre du citron qui a divers usages alimentaires. L'huile essentielle du citron est utilisée en aromathérapie. Le citron a été le fruit utilisé par excellence dans de nombreuses maladies pour combattre la putridité. Cette médication aurait remporté quelques succès dans les cas de fièvre jaune traités par les soignantes créoles au cours de l'épidémie de 1802.

Le bananier est une plante herbacée originaire de l'Inde dont la culture aurait été introduite dans les Amériques vers 1500. La banane est un aliment de base, fruit le plus consommé au monde. Elle a constitué une réserve de vivres pour les flibustiers, en lui servant de pain. Exquemelin écrit que cet *« arbre est fort utile en médecine, car si on prend un noyau qui sort du fruit avant qu'il ne soit mûr, il est souvent souverain pour absorber les chairs corrompues des ulcères et les guérit même entièrement »*. En outre, les feuilles séchées font des lits aussi bons que des lits de plumes.

L'abricotier est un arbre originaire de Chine, connu en Amérique sous le nom d'abricot des Antilles ou abricot de Saint-Domingue. La chair de son fruit ressemble à celle de nos abricots, mais « *ils ont un goût meilleur et une odeur plus agréable [...] cet abricot est parfaitement bon lorsqu'il est cuit avec la chair de sanglier, mais, lorsqu'il est mangé cru, il est très dur à digérer »*.

Le papayer est un arbuste fruitier des régions tropicales humides cultivé pour son fruit, la papaye. Il est originaire du sud du Mexique. Il a des usages alimentaires et médicinaux. Il est riche en papaïne et en vitamines. Le papayer n'a qu'un « *tronc sans branches [...], les fruits sont attachés au tronc de l'arbre, il porte fruit continuellement* ». Les Amérindiens utilisaient le fruit vert en cataplasme contre les inflammations locales et contre les troubles gastro-intestinaux. Ils enveloppaient aussi la viande crue dans des feuilles afin de l'attendrir. Dans toute la Caraïbe, les graines et le latex sont conseillés comme vermifuges. Le jus du fruit ou une infusion de feuilles ou de fleurs est recommandé dans les affections hépatiques. En usage externe, le fruit vert écrasé est employé en cataplasme contre les troubles cutanés superficiels.

L'ananas est une plante qui produit un des meilleurs fruits et des plus délicats de l'Amérique. Il ressemble à un artichaut et sa substance ressemble à celle d'une poire. Il était connu en Europe dès 1594 et était conseillé dans la gravelle[109].

Le goyavier est un arbre des régions tropicales, dont les Antilles. La goyave est un fruit riche en vitamines, dont la vitamine C, et en calcium. La goyave est utilisée dans les maux de ventre.

Exquemelin décrit de nombreux arbres et plantes, parmi lesquels nous retiendrons ceux qui sont originaires des Amériques : le cacaoyer, la vanille, le mancenillier, le manioc, le gaïac, le quinquina, le tabac.

Le cacaoyer ou cacaotier fait l'objet d'un long développement. C'est un petit arbre qui produit des fèves comestibles à partir desquels on produit le cacao, produit de base du chocolat. Exquemelin consacre un chapitre à la culture du cacaoyer qui est originaire du Mexique.
En 1494, Christophe Colomb avait reçu des Amérindiens des fèves qu'il avait jetées les ayant prises pour des « crottes de chèvre ». Ce n'est qu'en 1502 qu'il découvrit la boisson chocolatée. Hernan Cortés rapporta des fèves en Espagne en 1527. Le chocolat devint rapidement très prisé à la cour d'Espagne. La première expédition commerciale entre Veracruz et Séville aurait eu lieu en 1590. Mais le cacao était très cher et seuls les membres de la famille royale espagnole pouvaient se permettre de boire du chocolat. La France découvrit le chocolat en 1615 lors du mariage d'Anne d'Autriche - fille du roi d'Espagne Philippe III - avec le roi de France Louis XIII. Mais ce sont Louis XIV et son épouse Marie-Thérèse d'Autriche qui firent entrer le chocolat au château de Versailles, la reine le faisant préparer « à l'Espagnole » par ses servantes.

[109] Gravelle : trouble causé par les petites pierres des conduits urinaires évoluant en maladie douloureuse dont a souffert Louis XIV à la fin de sa vie.

Exquemelin nous explique comment se fabrique le chocolat à l'espagnole : « *Il est obtenu en faisant rôtir dans une poêle percée les grains de cacao qu'on appelle fèves, comme on fait les marrons en Europe. On ôte la petite peau qui les enveloppe, les met sur une petite pierre et les broie jusqu'à ce qu'ils soient réduits en pâte, à laquelle ils ajoutent deux fois autant de sucre, avec du poivre, de la vanille et de l'ambre gris*[110]*. Ils en font des rouleaux ou des petits pains qu'ils gardent, et lorsqu'ils veulent s'en servir, ils râpent ces rouleaux comme on fait la muscade, ensuite, ils mettent de l'eau à chauffer dans des pots de cuivre ou d'argent qu'ils ont exprès et lorsqu'elle bout, ils la versent dans des tasses de Fayence, de porcelaine ou de coco qui ne servent qu'à cet usage... »*.

Exquemelin ajoute : *« Je dirai encore ce que c'est que la vanille, qui entre dans la composition du chocolat et qui en est la principale chose qui sert à lui donner du goût et de la force »*.

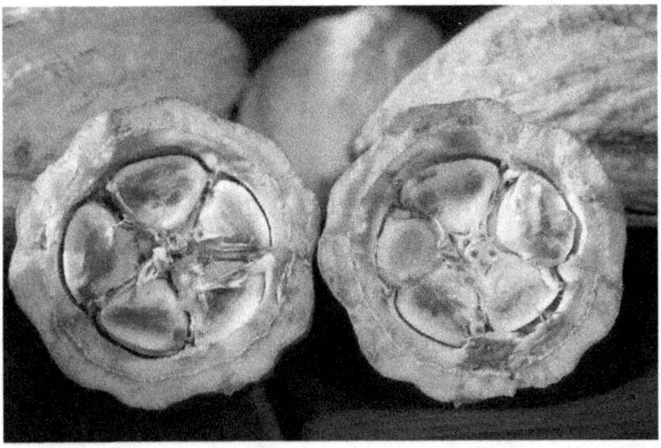

Figure 19 - Fèves de cacao dans leur cabosse.

---

[110] L'ambre gris est une concrétion intestinale du cachalot, provenant de l'interaction des sécrétions biliaires et des aliments ingérés. Substance très parfumée, solide, grasse, inflammable, variant du gris au noirâtre et à l'odeur spécifique, elle se trouvait autrefois flottante sur les océans ou déposée sur les côtes, avant de l'extraire des cachalots tués à la chasse. Utilisé en parfumerie pour son odeur qui rappelle le tabac.

D'après une tradition orale, le chocolat fut d'abord fabriqué par les Juifs qui, après en avoir conservé le secret durant près d'un siècle en Espagne, vinrent s'installer en 1609 à Bayonne dans le bourg de Saint-Esprit, faute d'avoir le droit de résider dans la cité proprement dite.

Le livre de Michèle Kahn, Cacao[111], nous entraîne sur la route du chocolat du Mexique à Bayonne, en passant par l'Espagne et Saint-Domingue. Voici ce qu'on disait du cacao du temps des Aztèques : « *Lorsqu'il est consommé vert, sans aucune préparation, les Mexicains accusent le cacao de resserrer le ventre, d'arrêter les règles, de fermer les voies de l'urine, d'obstruer le foie, d'affaiblir la digestion de l'estomac, de causer et d'engendrer des anxiétés. Ces effets se renversent lorsqu'il est grillé, moulu et délayé avec un peu de bouillie de maïs : il restaure et fait grossir ce que de besoin, tout en donnant une sustentation saine et louable. Par ailleurs, il provoque l'urine et se trouve être un remède efficace contre toute obstruction, il aide à la digestion, réveille l'appétit, peut secourir et réparer les maux de maternité, cause la joie et donne de la force au corps. Il préserve des morsures de serpent. Une tasse de ce breuvage pur permet à un homme de marcher un jour entier sans manger et dit-on, d'approcher les femmes. Les Aztèques le préparent de la façon suivante : les fèves sont asséchées au soleil et rôties dans un récipient percé de trous. On les dépouille de leur peau puis, en les écrasant sur une pierre plate chauffée, le métate, au moyen d'un rouleau de pierre, le metlapilli, on transforme la farine ainsi obtenue en une pâte. Le roi Moctezuma II*[112] *boit cette pâte diluée dans de l'eau chaude avec du piment, du poivre, des*

---

[111] Michèle Kahn, *Cacao*. Cairn Eds, Collection On Dirait Le Sud, 600 pages.

[112] Moctezuma (1466-1520), roi de l'Empire aztèque de 1502 à 1520 qui accueillit Hernan Cortés (1485-1547) comme un hôte en 1519 à Mexico. Mal lui en prit !

clous de girofle et parfois du suc d'agave[113]*. On agite la boisson, on l'écume et on la rend mousseuse au moyen d'un moulinet. Cependant, le peuple mélange la pâte à une bouillie de maïs nommée atolle, et n'y ajoute des épices que selon sa fortune. Le cacao entre également dans les rites religieux. Les fèves séchées, pilées, sont mélangées à de l'eau contenant des grains d'achiote*[114]*, lesquelles colorent le breuvage en rouge brique, couleur de sang. La cabosse elle-même symbolise dans les rituels le cœur humain que les Aztèques ont coutume d'arracher aux victimes humaines qu'ils immolent à leurs dieux ».*

Le mode de culture actuel du cacao est identique à celui que pratiquaient les Aztèques et les Mayas. La culture se déroule sous des arbres plus élevés et résistants qui se nomment les « mères cacao ».
Le chocolat, aliment généralement considéré comme néfaste à la santé en raison de sa forte teneur en sucre, aurait, au contraire, un effet bénéfique, en diminuant la survenue des maladies cardio-vasculaires et des cancers. Il est bon pour le moral et réduirait de manière importante le risque de dépression.
Le chocolat est un médicament : « *Le chocolat tempère toutes les grandes douleurs d'entrailles* » écrit Exquemelin qui a guéri d'une dysenterie avec les seuls grains de cacao mangés crus.

La vanille est une épice constituée par le fruit de certaines orchidées lianescentes tropicales originaires du Mexique. Le mot « vanille » est issu du latin « *vagina* », dont sont issus en français « gaine » et « vagin » » et qui signifie « gaine »,

---

[113] Suc d'agave : sirop se présentant comme une sève liquide de couleur miel provenant d'une plante mexicaine, l'agave, apparentée au cactus.
[114] Achiote ou roucou : graine du roucouyer, arbre originaire d'Amérique du Sud.

gousse », « fourreau », « étui ». C'est une épice richement aromatisée produite par les Totonaques qui occupaient les régions côtières du golfe du Mexique. Ils approvisionnaient les Aztèques et les Mayas. La vanille était « la fleur noire des Aztèques ». La naissance de la vanille serait due à la rencontre en 1519 d'Hernan Cortés et de l'empereur Moctezuma II, qui parfumait son chocolat avec la vanille. Selon la légende, la liane de vanille est née du sang de la princesse Tzacopontziza (*Étoile du matin*) à l'endroit où son ravisseur, le prince Zkatan-Oxga (*Jeune Cerf*), et elle-même furent rattrapés et décapités par les prêtres de Tonoacayohua, la déesse des récoltes. Le prince se réincarna en un vigoureux arbuste et la princesse devint la délicate liane d'orchidée enlaçant tendrement son amant.

La vanille a suscité un véritable engouement en Europe où elle fut introduite au début du XVIIe siècle à la cour d'Angleterre. Toutes les tentatives de faire produire cette orchidée hors de son territoire d'origine se soldèrent par des échecs, car on ignora jusqu'au milieu du XIXe siècle le rôle fécondateur des pollinisateurs locaux.

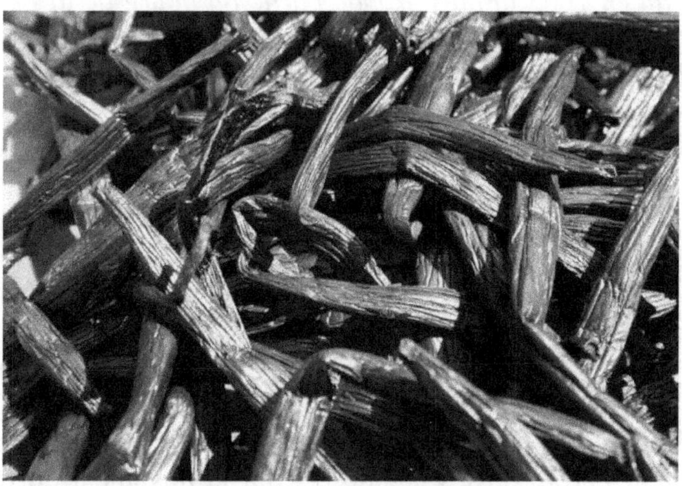

Figure 20 - Gousses de vanille.

Le mancenillier est une espèce végétale toxique pour l'homme qui fait l'objet, par Exquemelin, d'une longue description justifiée par la toxicité de son fruit, de ses feuilles et de l'arbre. Le Père Charles Plumier a confirmé la toxicité du mancenillier. Arbre des rivages caraïbes, haut de huit mètres environ, il produit des fruits à grosses graines ressemblant à de petites pommes vertes ou jaunes. Aux Antilles françaises, le mancenillier revêt de nombreux noms locaux : pomme zombi, arbre de mort, figuier vénéneux. Le pouvoir irritant de cet arbre est lié à la présence dans toutes ses parties d'une physostigmine et d'une sapogènine et au niveau de la sève, d'acide prussique.

Les premiers conquistadors qui découvrent cet arbre et sa toxicité le nommèrent « arbre de la mort » et le fruit « petite pomme de la mort ». Ce fruit a la ressemblance, le goût et l'odeur des pommes reinettes. Il renferme dit Exquemelin « *un venin si contagieux que quand il tombe à la mer, il le communique aux poissons qui en mangent. Le tazar et la bécune sont deux poissons fort friands de ces pommes. On connaît quand ils en ont mangé à leurs dents qui deviennent de couleur livide ou noirâtre. Cet indice n'empêche pourtant pas qu'en 1667 la plus grande partie du bourg de la Basse Terre de cette île ne pensât être empoisonnée pour avoir mangé du tazar qu'un pêcheur indien était venu vendre* ».

Le tableau clinique après ingestion de fruits induit dans l'heure des atteintes digestives : vomissements, douleurs abdominales, déshydratation et hémorragies gastro-intestinales avec stomatite, lésions labiales érosives hémorragiques et œdème pharyngé pouvant nécessiter une intubation. Pour Exquemelin, l'antidote est l'huile d'olive.

Le latex de l'arbre est très toxique, il déclenche par simple contact avec la peau ou les muqueuses une réaction inflammatoire intense. Même le bois est toxique et les bûcherons qui abattent l'arbre ou les menuisiers qui le travaillent doivent prendre de grandes précautions. Le simple contact cutané avec les feuilles, le fruit ou la sève peut provoquer des dermatites bulleuses sévères, parfois purpuriques. Le contact oculaire peut provoquer une kératoconjonctivite[115] sévère.

Exquemelin écrit : « Les *nouveaux venus de l'Europe s'empoisonnent fort souvent, car ce fruit est si agréable à la vue et à l'odorat qu'on ne peut se dispenser d'en goûter* ». Mordre le fruit entraîne des brûlures intenses, un gonflement des lèvres, la tuméfaction de la langue qui se couvre de cloques. Toute la muqueuse de la cavité buccale se détache ensuite en larges plaques. L'intoxication s'accompagne d'une chute de la pression artérielle et d'un choc.

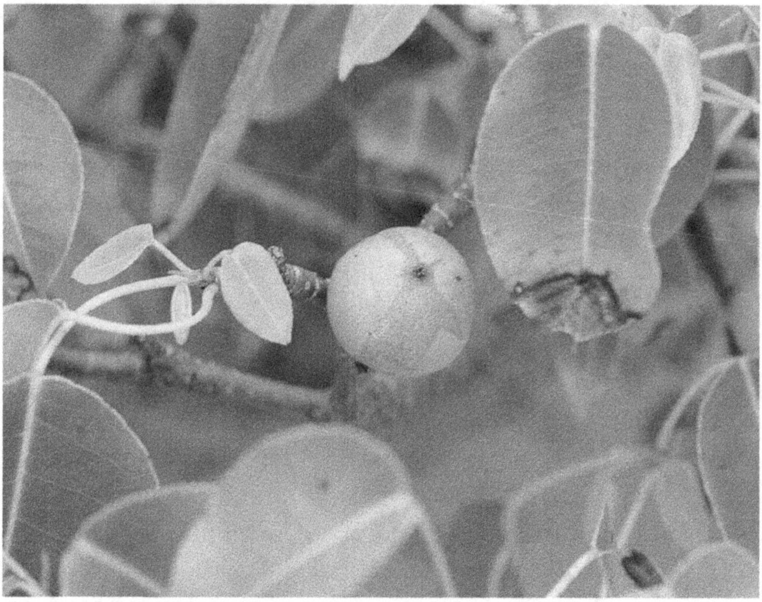

Figure 21 - Fruits du mancenillier.

[115] La kératoconjonctivite est une infection qui se traduit par une double inflammation de la conjonctive et de la cornée de l'œil.

Le danger est d'autant plus grand que l'on stationne sous cet arbre en temps de pluie, car l'eau ruisselant des feuilles entraîne des éléments toxiques. Il ne faut pas faire la sieste sous l'arbre : des cas de conjonctivite ont été signalés chez les personnes s'étant assisses sous l'arbre.

Les enfants sont à risque, car les fruits sont d'un goût agréable. Ils peuvent en ingérer de grandes quantités avec un risque de choc et de collapsus, le décès survient après une consommation supérieure à vingt graines.

Le manioc ou cassava est une plante buissonnante herbacée de quatre mètres de haut au moins, à feuilles digitées, très cultivée dans les climats tropicaux et subtropicaux pour ses racines, originaire du bassin amazonien.
« *C'est de ces racines que les Chrétiens et les Indiens font du pain de cette manière [...] après qu'ils ont arraché ces racines, ils les grattent avec des râpes de cuivre ou de fer-blanc [...] quand il est ainsi râpé, ils les mettent dans des sacs de toile forte et claire afin d'en tirer le suc qui est un dangereux poison [...]. Ce suc est fort corrosif, je l'ai reconnu en lavant de certains ulcères, qui sont devenus fort beaux et de facile guérison* ».

Le manioc est cultivé pour sa racine riche en amidon. Il nécessite une préparation adéquate car il est toxique. Les effets toxiques principaux sont une dépression respiratoire, des convulsions, un coma et la mort. Les autres effets consistent en : malaise, dilatation des pupilles, excitation. L'élimination du toxique se fait par cuisson ou par séchage des racines. Le manioc contient des glucosides cyanogènes toxiques présents dans tous les tissus de la plante, d'où plusieurs procédés de préparation du manioc pour supprimer sa toxicité : la cuisson dans l'eau, le séchage au soleil, l'épluchage, le blanchiment et la fermentation ou rouissage

suivie du séchage qui est la méthode de détoxication la plus efficace.
« Cette racine est aussi utile en Amérique que le blé en Europe. On en fait une boisson, qui vaut bien notre bière ».
Sa première description est due à André Thevet, qui dans son livre intitulé « *Les singularitez de la France antarctique* » fait des descriptions précises du manioc, mais aussi du pétun (le tabac), de l'ananas, de l'arachide, de la noix de cajou.

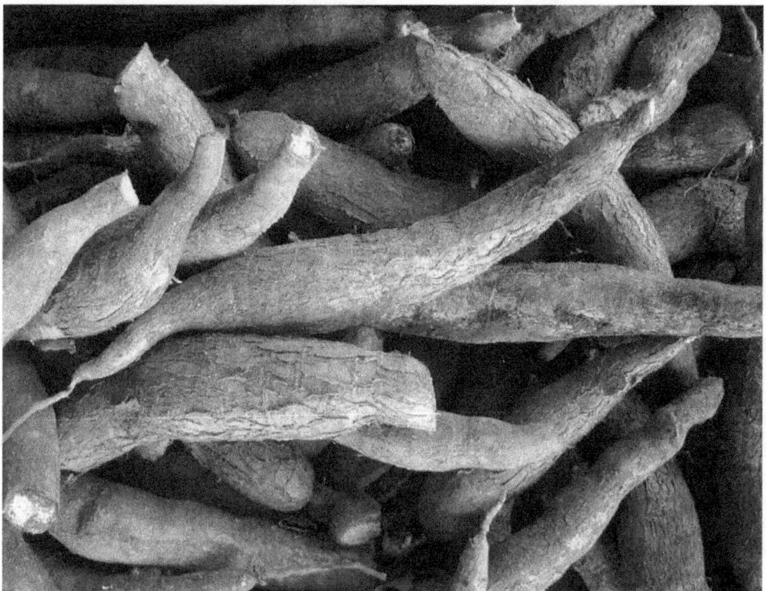

Figure 22 - Racines de manioc.

Le quinquina est un arbre de la famille des Rubiacées, originaire de la Cordillère des Andes. Les Amérindiens connaissaient depuis très longtemps les propriétés fébrifuges de l'écorce de l'arbre. Exquemelin écrit : *« Le quinquina qu'on nous apporte de l'Amérique, qui fait changer, et même cesser pour quelque temps les fièvres, n'est autre chose que l'écorce de cet arbre. Les Espagnols l'apportent de Sant-Francesco-de-Quinto, province du Pérou, et disent qu'il ne croît que là ».*

La caractéristique majeure du quinquina réside dans son écorce qui renferme en particulier des alcaloïdes quinoléiques, dont la quinine et la quinidine.

Au début du XVIIe siècle, la Comtesse de Cinchon (1599-1625), épouse du vice-roi du Pérou Luis de Cabrera, quatrième Comte de Chinchon, guérit du paludisme grâce à la poudre de l'écorce du quinquina et à son principe actif, la quinine. Les jésuites du Pérou en ramenaient lorsqu'ils se rendaient à Rome, ville qui était alors très impaludée. En 1649, Louis XIV guérit d'une fièvre tenace grâce à la poudre des Jésuites.

Ses propriétés lui conféraient une grande valeur marchande. Tout navire chargé de l'écorce de quinquina était de bonne prise.

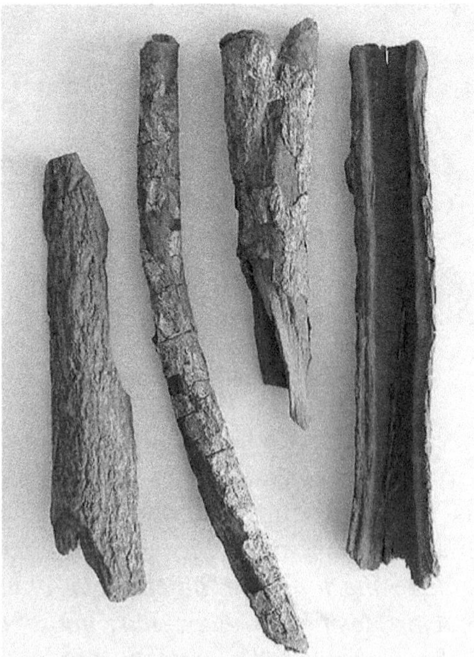

Figure 23 - Écorce de quinquina (*Cinchona officinalis*).

Le tabac est originaire d'Amérique centrale et d'Amérique du Sud. Sa culture aurait débuté, il y a 8 000 ans. En commençant par le Pérou, puis les Caraïbes, le tabac a « frayé » son chemin vers les grandes plaines américaines pour atteindre la vallée du Saint-Laurent en Amérique du Nord. Exquemelin décrit la manière de cultiver le tabac et de le traiter.

Le tabac est utilisé lors des cérémonies traditionnelles, pour usage médicinal, pour sceller une alliance, pour créer un « pont » avec le monde des esprits (offrande ou spiritualité).

Les premiers contacts des Européens avec le tabac sont liés au voyage de Christophe Colomb en 1492. Les Européens, en particulier les marins, ont aussitôt adopté la pipe, que les autochtones utilisaient, pour consommer le tabac parce que cette méthode était la plus pratique. Exquemelin écrit : « *Il n'est pas besoin que je donne ici la description du tabac, car il est connu par toute l'Europe, qu'il n'y a aucune nation qui ne s'en serve, n'en connaisse les propriétés et ne l'aima avec passion* ».

Pour Exquemelin, le tabac de Vérine est le meilleur de tous : c'est une variété de tabac venant de Varinas au Venezuela, « *que les femmes fument aussi bien que les hommes* ».

Les feuilles de tabac étaient utilisées pour guérir les morsures de serpents qui pullulaient dans l'île de Saint-Domingue, mais qui n'étaient pas venimeux.

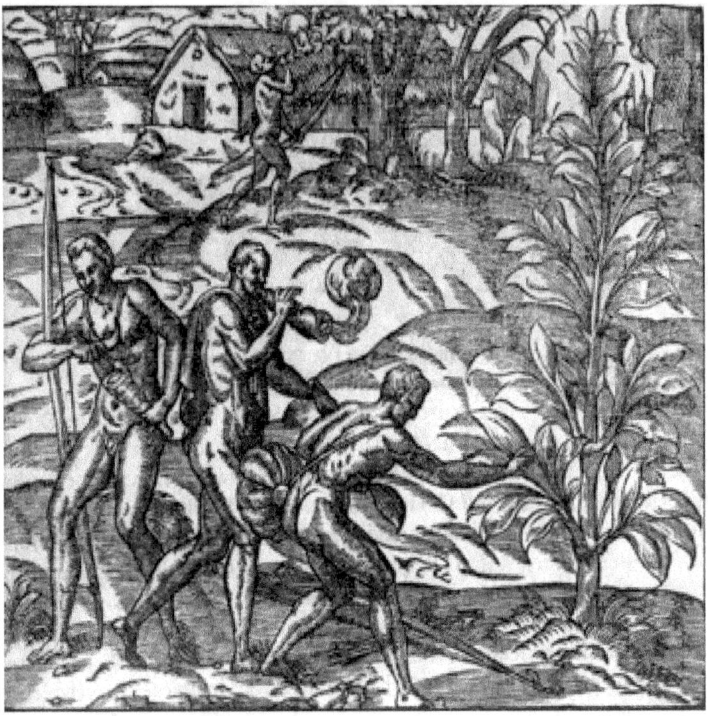

Figure 24 - Indiens Tupinamba (Brésil) fumant le pétun.

Le gaïac est un bois très dur, appelé aussi bois-de-fer des Antilles et du Venezuela[116]. Exquemelin en parle peu. Le gaïac servait à confectionner les jambes de bois des corsaires, pirates et flibustiers. Il était également utilisé pour les paliers des arbres d'hélice de bateaux. Il a été utilisé en décoction dans le traitement de la syphilis[117].

De nombreuses hypothèses ont été envisagées quant à l'origine de la syphilis sur la base des dernières analyses

---

[116] Le gaïac de Maracaïbo.

[117] Leti G. *Une médecine traditionnelle à base de plantes. Un héritage à conserver. In L'esclavage de l'Africain du 16e au 19e siècle.* Les Héritages. Presses universitaires de l'Université de Perpignan, 2011, pp. 179-189.

phylogéniques des tréponèmes issus de squelettes antérieurs et postérieurs au XVe siècle. Il semble bien que cette infection sexuellement transmissible ait été importée en Espagne par Christophe Colomb en 1493 après la contamination de son équipage par les Amérindiennes et non pas l'inverse.

En 1521, un théologien allemand, Ulrich von Hutten (1488-1523) écrivit un ouvrage sur le traitement du *morbo gallica,* le mal français[118], dans lequel il vantait les vertus du gaïac en décoction dans le traitement de la syphilis. Afin de rendre hommage à cette découverte qui fut utilisée pendant plus de deux cents ans, Girolamao Fracastoro (1478-1553), médecin, botaniste et humaniste italien, écrivit en 1530 *Syphilidis Sive Morbus Gallicus*, d'où vient le nom de syphilis.

L'étude d'autres arbres ou plantes a été moins développée par Exquemelin.

Le gommier est le nom générique des arbres qui produisent de la gomme. Arbre de cinq à quinze mètres de haut, au tronc rougeâtre, brillant, très commun aux Antilles françaises, le gommier rouge est originaire des régions tropicales d'Amérique. La gomme-résine était utilisée comme encens dans les cérémonies religieuses. La résine était utilisée en cataplasme pour les contusions et la décoction des feuilles pour « le mal d'estomac ».
Il est aussi appelé vulgairement bois-cochon « *parce que les sangliers s'étant mordu les uns, les autres vont avec leurs*

---

[118] Mal français : terme utilisé pour désigner un fléau attribué aux Français par les Italiens et qui frappa en 1494 au siège de Naples les troupes du roi de France, Charles VIII (1470-1498) où étaient retranchées les troupes espagnoles infectées en Amérique du Roi Ferdinand le Catholique (1453-1516). Les mercenaires des rois de France et d'Espagne ont, à partir de l'Italie, répandu à travers l'Europe cette nouvelle maladie : la syphilis.

crocs donner des chocs aux endroits où il jette la gomme afin d'en faire entrer dans leurs plaies et se guérissent parfaitement ». Le nom de « bois-cochon » a été donné par Michel Etienne Descourtilz.

Le bois de Campêche est une espèce commune en Amérique centrale et aux Antilles qui doit son nom au port mexicain de Campêche d'où son bois recherché pour ses propriétés tinctoriales, était embarqué pour l'exportation au XVIIe siècle. Le campêche est un bois très dur, très lourd de couleur sombre et sa sève est de teinte rouge-foncé. La substance colorante extraite de ce bois est appelée elle-même campêche ou hématine. Les Aztèques sont les premiers à avoir découvert les vertus colorantes de l'hématine. L'Europe a commencé à utiliser ce colorant en quantités très importantes remplaçant ainsi les colorants végétaux domestiques, guède et indigo. Le bois de Campêche doit être distingué du « *brésil* ou *bois de braise* », le pernambouc, originaire des Indes qui donna son nom au Brésil des conquérants européens au XVIe siècle et dont on tire une matière tinctoriale rouge.

Le bois à enyvrer ou bois ivrant – selon la terminologie de Descourtilz – est un petit arbre d'Amérique (Caraïbes, Floride, Mexique…) dont l'écorce de la racine a été utilisée par les Amérindiens pour endormir et capturer les poissons à la main, d'où son nom de *Florida fishpoison tree*. L'écorce de la racine est utilisée pour traiter les troubles nerveux, la douleur, l'insomnie.

Le Poivre à l'œil est semblable au piment qu'on appelle en Europe Poivre d'Inde et « *que les habitants appellent Poivre à l'œil, à cause que les Indiens le pilent et s'en frottent les yeux afin de voir, disent-ils, au fond de l'eau, quand ils vont tirer du poisson avec des flèches ou des harpons* ». Le piment de la Jamaïque ou Poivre de la Jamaïque est un arbre d'Amérique dont les fruits sont à l'origine d'une épice appelée *toute-épice ou quatre-épices.* Cette espèce développe plusieurs arômes rappelant le poivre, le clou de girofle, la cannelle et la noix de muscade. Les feuilles sont utilisées dans une friction appelée *bay rhum* aux Antilles.

Le Bois de Santal jaune est un bois « *qui rend une flamme fort claire quoiqu'il soit vert, c'est pourquoi ils le nomment Bois de Chandelle* ».

Certains végétaux, bien que n'étant pas originaires d'Amérique, ont été également décrits par Exquemelin :

Le copal qui est une résine fossile. C'est un mot issu du *nahuatl*, langue du Mexique, qui signifie « encens », bien que son origine soit inconnue ; des gisements de copal se trouvant dans tous les continents. Il est qualifié d'ambre « jeune ». La seule différence entre ambre et copal se trouve dans leur état de polymérisation, une résine actuelle et durcie est considérée comme étant du copal. L'ambre du Ciapas au Mexique s'est formé dans un environnement de type mangrove. Les Amérindiens s'en servaient lors de la célébration des offices religieux. « *Quelques Indiens idolâtres se servent de cette gomme pour brûler sur leurs autels, comme nous nous servons de l'encens* ».

L'indigotier est une plante dont l'origine est probablement l'Inde. La culture de l'indigotier s'est répandue dans les colonies de l'Amérique en raison de la forte demande en Europe de la teinture d'indigo pour l'industrie textile. L'indigo est un produit tinctorial bleu-foncé, la « *septième couleur de l'arc-en-ciel* ». Au Pérou, les textiles étaient teints en bleu par l'indigo et en rouge par la cochenille[119]. La grande stabilité du

[119] Cochenille : produit tinctorial rouge préparé à partir de pucerons parasites élevés sur les cactus mexicains.

bleu maya était obtenue en associant trois éléments : l'indigo, la palygorskite[120] et le copal. À la fin du XVIIe siècle, les Espagnols produisaient de l'indigo à Saint-Domingue qui s'est imposé comme le principal fournisseur d'indigo au Nouveau-Monde et l'est resté jusqu'à la fin du XVIIIe siècle. Les feuilles et les racines de l'indigotier étaient aussi utilisées en médecine traditionnelle.

Le mangle : *« Est de trois espèces différentes, mais je ne parle que d'une seule qui est celle qui croît dans les lieux que la mer inonde »*. Exquemelin ne précise pas de quelle espèce il parle. Peut-être s'agit-il du palétuvier rouge ou mangle-chandelle, un arbuste de trois à huit mètres de haut, très commun aux Antilles, qui a ses racines hors de terre qui s'ancre dans la vase de la mangrove. L'écorce, riche en tanin, était utilisée pour tanner les peaux.

Les palmistes ou palmiers ne sont pas des arbres, mais des plantes arborescentes, des herbes géantes, ne possédant pas de vrai bois. Il existe plus de deux mille cinq cents espèces de palmiers dans les régions chaudes du globe. Exquemelin distingue le palmiste franc et le palmiste épiné. Les feuilles du palmiste franc sont « *Couvertes d'une peau blanche comme neige, mince comme du papier et douce comme de la soie...* » Les épines du palmiste épiné sont longues, dures et pénétrantes. Des Indiens s'en servent pour torturer leurs prisonniers qu'ils attachent à un palmiste épiné et les lardent de ces épines. *« Ces épines ont un grand bout dehors environné de coton trempé dans l'huile de palme ; ils y mettent le feu et malgré le tourment, le misérable qui le souffre ne laisse pas de chanter...* » contraint par ses bourreaux de chanter.

---

120 Palygorskite : argile albumino-magnésienne. Le terme attapulgite désigne le même type d'argile.

L'acajou est un bois de couleur rose pâle à rouge. Le nom d'acajou désigne des arbres d'Amérique et des Antilles. « *Ce bois est beaucoup en usage en Amérique : on en fait de fort belles sculptures* ». Exquemelin rapproche l'acajou du cèdre introduit en Europe. C'est un bois avec lequel on fait des vaisseaux d'une seule pièce : les Indiens font des bateaux à rames, les Espagnols des bateaux à rames et à voiles à deux-mâts : c'est la « *piraugue* espagnole ». Exquemelin parle de galère à avirons.

L'orme est un arbre d'Europe, comparable au bois de chêne. C'est un arbre de haute futaie qui fournit un excellent bois d'œuvre, comparable au bois de chêne. « *L'Orme de ce pays-là n'est dissemblable des nôtres, qu'en ce qu'il est plus petit, qu'il a des feuilles beaucoup plus grandes et qu'il rapporte une semence bien différente [...], quantité d'oies sauvages viennent dans cette île, lorsque la graine tombe de l'orme, elles la mangent et deviennent si grosses [...] qu'elles ne peuvent voler, tant elles sont grasses et pesantes* ».

La canne à sucre est une plante cultivée pour la production de sucre qui est extrait des tiges ou chaumes. Connue depuis la préhistoire, elle serait originaire d'Asie, probablement d'Inde. Elle a été introduite avant 1515 au Brésil par un Juif portugais nouveau converti, Fernao de Noronha (1470-1540), un marchand qui avait un contrat d'exploitation du pernambouc. La traite négrière fournissait la main-d'œuvre pour les plantations de canne à sucre. Lorsque les juifs furent expulsés du Brésil en 1654, ils embarquèrent avec leurs esclaves noirs et abordèrent en Martinique, puis dans le reste des Antilles dont Saint-Domingue. Ils en furent expulsés en 1684 mais les plantations de canne à sucre se développèrent après eux. La culture de la canne à sucre se généralisa dans toutes les colonies françaises, ainsi qu'à Cuba, au Mexique et en Louisiane.

Exquemelin ne mentionne pas le caféier, une plante originaire d'Afrique de l'Est, pour une raison simple : les premiers plans de café ont été apportés aux Antilles - à la Martinique - en 1718 par le chevalier Gabriel de Clieu (1687-1774), capitaine d'infanterie. C'est Antoine de Jussieu (1686-1758), médecin et botaniste du Roi, qui lui avait confié deux plans de café, dont l'un « survécut » au voyage. L'île de Saint-Domingue, ainsi que la Dominique et la Guadeloupe en furent bientôt pourvues. Ainsi naquit la fortune caféière des Antilles.

Le premier jardin botanique des Antilles françaises a été créé en 1803 à Saint-Pierre-de-La Martinique. Le premier jardin botanique tropical du monde avait été créé à l'île Saint-Vincent, colonie britannique, en 1765.

Exquemelin évoque une plante mystérieuse[121] qui pousse à l'île de la Tortue. Un esclave noir poursuivant une jeune esclave noire fut éconduit. Il la menaça et elle avertit sa maîtresse. Trois jours après, alors qu'elle dormait, il glissa des feuilles d'une herbe entre les deux gros orteils de la demoiselle. Sa maîtresse l'appela en vain : elle la trouva morte. Exquemelin fit l'autopsie, mais ne trouva rien. Il prit les feuilles trouvées entre les orteils et en fit l'expérience sur un chien endormi qui mourut de même. Il fit l'expérience sur un chien éveillé à qui il n'arriva rien. Exquemelin conclut à la force du poison de cette plante, sans en connaître la nature.

Flibuste et zoologie

Quittant le règne végétal, Exquemelin fait une incursion dans le monde animal. Alors qu'à l'île de la Tortue, les animaux à

---

[121] Savare J. Flibuste et matière médicale à propos d'Alexandre-Olivier Exquemelin, chirurgien des corsaires. *Revue d'Histoire de la Pharmacie* ; 184 : 217-235.

quatre pattes se limitent aux sangliers, à Saint-Domingue, ce sont des taureaux, des vaches, des chevaux et des sangliers qui sont en grand nombre.

Exquemelin écrit que les sangliers se défendent très bien contre les chasseurs et leurs chiens. *« Ils ne vont que par bandes au nombre de vingt-cinq ou trente et lorsqu'une meute vient les attaquer, tous les mâles se mettent devant et toutes les femelles avec leurs petits, derrière ».* Les crocs des mâles sont *« si tranchants qu'ils ont bientôt déchiré un chien quand ils l'attaquent. Il semble aussi que les chiens connoissent les mâles, et qu'ils ne s'attaquent qu'aux femelles qui n'ont point de défenses [...]. Une chose assez particulière, c'est que l'on peut apprivoiser des sangliers, de les dresser à la chasse comme des chiens ».*

Il y a beaucoup de chiens sauvages qui se sont multipliés par négligence des boucaniers qui ont laissé des chiens dans la nature en chassant dans les bois et qui sont devenus sauvages.

Il y a beaucoup d'oiseaux, mais pas de corbeaux, et Exquemelin ne parle que *« de quelques-uns qui ne ressemblent pas à ceux que nous avons en Europe ».*

Il parle des perroquets, espèces d'oiseaux ayant un gros bec crochu, une taille importante, des couleurs vives et qui sont doués pour l'imitation des sons ou de la parole. *« Ils volent toujours par bandes et vivent de semences comme les ramiers ; ils font leur nid dans des trous d'arbre où l'année précédente l'oiseau nommé Charpentier a fait son nid et il semble que la nature ait commis ces petits oiseaux pour ce service aux perroquets ».* « *Quand on veut les élever et les apprivoiser, il faut les dénicher pendant qu'ils sont jeunes [...]. Pour les avoir jeunes, il faut couper par le pied l'arbre où ils ont fait leur nid, car on n'y saurait monter, et il arrive souvent que l'arbre en tombant les tue, si bien que sur deux à trois nichées, on ne sauve que deux à trois oiseaux ».*

Plusieurs genres de perroquets sont originaires du Nouveau Monde, dont les perroquets Aras qui sont les plus célèbres et les plus beaux et qui, à la différence des autres perroquets, ont une queue effilée démesurée, alors que le perroquet classique a une queue courte.

Les ramiers[122] « *qui y viennent si abondamment pendant une saison de l'année que les habitants y pourroient vivre sans manger d'autre viande. J'en ai tué en trois ou quatre heures quatre-vingt-quinze sans avoir fait cinquante pas* ». S'ils vont sur certains arbres pour manger de la graine, ils deviennent si amers qu'on ne peut en manger.

Il parle des marchands à l'île de Saint-Domingue, oiseaux qui mangent la viande des animaux abattus et laissés après avoir récupéré le cuir et le suif. « *Ils ont la figure d'une de nos poules d'Inde et ne sont pas si gros* ». Ils sentent la charogne. « *Ils sont si craintifs que le moindre oiseau gros comme un moineau les fait fuir et changer de place, c'est pourquoi les Espagnols les ont nommés Gallinacés[123], donnant le nom de poule à tout ce qui est craintif ».* Exquemelin reparle des marchands à l'île de Cuba : « *Il s'en trouve de deux sortes. La première ressemble à celle dont j'ai parlé, la seconde est de la couleur de l'épervier avec un gros bec orangé ».* Le terme de marchands rassemble donc des oiseaux de famille différente comme la « poule d'Inde » ou dinde qui fut ramenée au

[122] Ramier : l'origine du mot s'explique par le lieu de nidification et de dortoir de ce pigeon : les rames, branches des arbres.
[123] Gallinacés : ou galliformes sont un ordre d'oiseaux comprenant les dindes, les poules, les pintades, les cailles, les faisans.

XVIe siècle en Europe par les jésuites ou l'« épervier » de Cuba[124].

Exquemelin parle des oiseaux de mer, les fous et les frégates qui sont des oiseaux à bec conique et à longues ailes qui se nourrissent exclusivement de poissons. Les fous sont le jour sur les rochers, la nuit dans les arbres où *« ils se laissent prendre à la main [...]. Pour moi, j'ai toujours conjecturé qu'ils ne voient point la nuit, autrement un oiseau sauvage ne se laisserait jamais prendre... »* Les frégates *« volent sans qu'on ne leur voie remuer aucune chose et ne laissent pas d'avancer plus vite qu'aucun oiseau [...]. Elles donnent la chasse aux oiseaux appelés fous, les font lever de dessus les rochers et lorsqu'ils sont en vol les battent avec le bout de leurs ailes. Les fous pour mieux s'échapper de leurs ennemis vomissent tout le poisson qu'ils ont péché et les frégates le reçoivent à mesure que les autres le jettent, avant qu'il tombe dans l'eau [...]. C'est à la vérité la chose la plus diversifiante qu'on puisse voir dans l'Amérique »*.

Exquemelin cite les poissons, les crustacés et les coquillages qui sont en abondance le long de la côte : « *On y voit beaucoup de homards ou écrevisses de mer, qui sont semblables aux nôtres, excepté qu'ils n'ont point de pinces »*. Parmi les poissons, *« il y a un poisson appelé le nègre, à cause de sa couleur qui est toute noire, qui a la figure d'une tanche »*.

Il parle des serpents qui ne sont pas venimeux et cite les couleuvres qui : « *Ne font pas d'autre mal que de manger les poules et les pigeons »*. Il mentionne des petits reptiles qui ont une coquille comme un vignot[125] ou escargot et qui sont bons à manger. « *Ils ont une vertu médicinale que j'ai éprouvée*

---

[124] L'épervier de Cuba est *Accipiter gundlachi.*

[125] Vignot : nom du bigorneau ou escargot de mer sur le littoral de la Manche.

[...]. Exposés au soleil, il en dégoute une huile rouge qui est extrêmement bonne pour les douleurs froides et raccourcissement des nerfs ». Il y a dans ces îles des caméléons, des petits lézards, des scorpions, des scolopendres, des araignées, des chenilles, des mouches, des guêpes, toutes ces sortes d'animaux ne sont pas venimeux ni importuns comme les moustiques. Exquemelin ne parle pas d'abeilles et donc pas du miel comme nourriture.

Exquemelin évoque pour la première fois les singes alors qu'il est près de Gibraltar et qu'un vieil Espagnol lui raconte avoir vu « *de certaines gens, qui montaient aux arbres comme des chats, n'ayant aucun poil, mais une peau d'un brun jaunâtre [...].* De plus, cet Espagnol disait *« qu'ils étaient de forme humaine, et fort aspres à violer les femmes quand ils pouvaient en attraper, et que quand ils tiennent des hommes, soit blancs ou noirs, ils les portent sur les arbres, et puis ils les jettent de haut en bas pour les tuer.* [...] Exquemelin ajoute : « *Je me figure que ce sont des gros singes. Ce qui me confirme dans cette pensée, c'est que j'en ai beaucoup vu dans ce pays, mais aucun de cette façon ni de si gros* ». Dans la région, il y a : « *Une nation d'Indiens qui ne sont points encore réduits et que les Espagnols nomment Indios Bravos*[126]*, ce qui fait que les Espagnols n'ont aucun accès en ce pays et ne le peuvent pas si bien le découvrir* ». Sans doute, le vieil Espagnol a-t-il confondu Indiens Caraïbes et singes !

Exquemelin s'intéresse à la vie en groupe des singes. « *J'ai remarqué qu'ils ne s'abandonnent jamais* [...], *lorsque l'un d'eux est blessé, on voit les autres s'assembler autour de lui,*

---

[126] Indios Bravos : Le Rio Negro a longtemps servi de frontière entre l'Argentine « civilisée » et le territoire contrôlé par les Indios Bravos, Amérindiens insoumis. Ils furent soumis par d'atroces opérations militaires appelées la Conquête du désert à la fin du XIXe siècle.

mettre leurs doigts dans la playe et faire la même chose que s'ils voulaient le sonder. Mais s'il vient à couler beaucoup de sang, ils la tiennent fermée pendant que d'autres apportent quelques feuilles qu'ils mâchent et qu'ils poussent ensuite adroitement dans l'ouverture de la playe. Je puis dire avoir vu cette opération plusieurs fois et l'avoir toujours vue avec admiration ».

Il ajoute : « *On trouve encore dans ce pays et tout le long de cette côte jusque dans les Honduras, une espèce de singes que les Français nomment* Paresseux, *à cause qu'ils demeurent sur un arbre tant qu'il y a une feuille à manger ; ils font plus d'une heure à faire un pas ; et en levant les pattes pour se remuer, ils crient d'une telle force qu'ils percent les oreilles. Ils sont hideux et fort maigres ; excepté cela, ils ne sont point différents des autres ».* Les paresseux sont des mammifères arboricoles d'Amérique Centrale et du Sud. Ils sont presque toujours suspendus à l'envers dans les arbres et se déplacent avec lenteur, ce qui est leur meilleur camouflage, échappant ainsi à la vue de ses prédateurs.

Les paresseux font partie des mythes fondateurs dans certaines populations d'Amérique du Sud, soit comme ancêtre de l'espèce humaine, soit comme transformation de l'homme en cet animal. Ce mythe a été étudié par Claude Lévi-Strauss (1908-2009), ethnologue et anthropologue, dans son livre *La Potière jalouse* paru en 1985.
Ils sont les réservoirs de *Leishmania braziliensis* responsable de la leishmaniose cutanée de type Espundia.

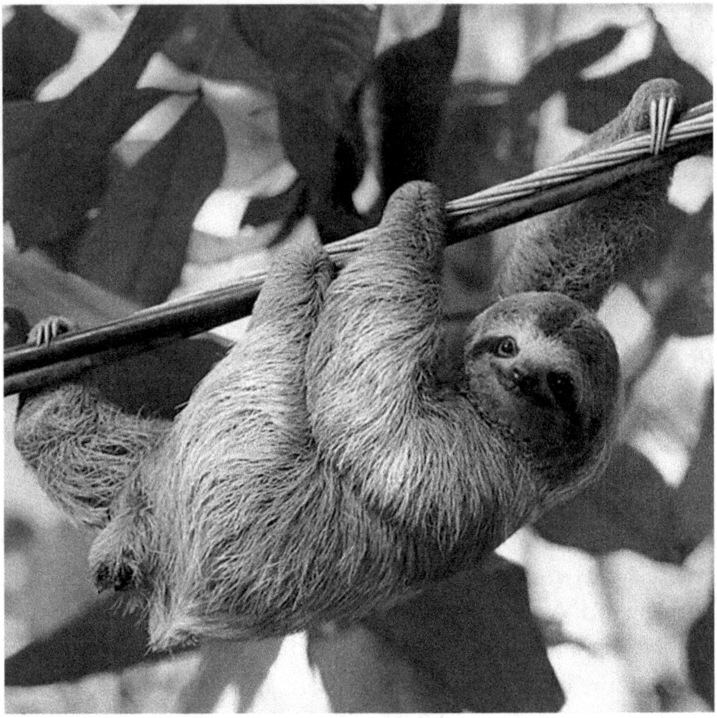

Figure 25 - Paresseux.

Exquemelin cite le crocodile : « *Guettant les bœufs qui viennent boire, il les prend par le museau et les tire au fond de l'eau... Ils n'attaquent jamais les hommes blancs pourvu qu'il y en ait des Noirs avec eux*[127]*... Leurs œufs sont fort bons à manger et nourrissants* ». Il ajoute : « *Un jour que nous nous promenions au bord de la mer, nous vîmes sur le sable quinze ou vingt petits crocodiles. Sitôt que leur mère qui était proche, se chauffant comme eux au soleil, nous eût aperçus, elle ouvrit sa gueule, tous ses petits s'enfuirent dedans et aussitôt elle sauta dans la mer* ». Les crocodiles vivent dans les régions tropicales humides, dans les eaux douces (même

[127] Exquemelin n'explique pas sur ces différences « supposées » entre Noirs et Blancs, tant pour les crocodiles que pour les lamantins.

les crocodiles marins) et sont parfaitement adaptés à la vie aquatique. Ils capturent leurs proies (animaux et homme) grâce à leur puissante mâchoire et les entraînent au fond de l'eau afin de les noyer.

Exquemelin parle longuement des tortues marines. En bon chirurgien, il en décrit l'anatomie et rapporte aussi les trois manières de les prendre. Il a observé quatre sortes de tortues marines « *qui se tiennent ordinairement dans la mer, et ne viennent à terre que pour pondre* ». Il a observé aussi une sorte de tortue qui ne va pas à l'eau et est appelée tortue de terre et une autre qui est dans l'eau douce. Il ajoute : « *Il y en a encore une sorte de fort petites qui ne sont pas plus grandes que la main* », qu'Exquemelin appelle tortues puantes, car il n'a jamais senti une si « *vilaine odeur* ».

Les flibustiers, lorsqu'ils carènent leurs navires, ne mangent que de la tortue. Une tortue, qu'Exquemelin appelle tortue franche, « *peut fournir plus de deux-cents livres de viande, sans compter la graisse* ». La chair des tortues de mer « *est de fort bon goût et assez nourrissante [...], elle purifie la masse du sang, car si quelqu'un est malsain, après qu'il a mangé de cette viande deux ou trois mois de temps, sans manger autre chose, il devient fort sain, et s'il a quelque impureté du mal vénérien*[128]*, en mangeant de cette viande, le corps lui vient tout plein de gale et de saleté, et après il devient plus sain qu'avec les meilleurs remèdes de l'Europe* ». Il ajoute « *la graisse est verte comme de l'herbe et sert à assaisonner les légumes et est admirable pour toutes les douleurs froides*[129] ».

La tortue se nourrit d'herbe qu'elle paît comme les vaches sur certains fonds marins semblables à de grandes prairies. « *Elles ne sauraient demeurer plus d'un quart d'heure à ce fond sans*

---

[128] Le mal vénérien est la syphilis alors traitée alors en Europe par le mercure.

[129] Savare J. *Op.cit.* pp 164 : 217-235 et 165 : 325-333.

prendre l'air. Elles viennent souffler, et puis retournent au fond, et quand elles ne mangent point, elles ont toujours la tête hors de l'eau [...]. Après qu'elles ont bien mangé, elles vont à l'embouchure des rivières pour boire de l'eau douce ».
Les tortues de mer vont tous les ans à terre pour pondre leurs œufs. « *Les œufs de ces tortues sont très bons à manger et très nourrissants, ils ne se gâtent jamais* ».
Quant à leur carapace aplatie, elle leur confère de meilleures caractéristiques hydrodynamiques et joue un rôle évident de protection. Certaines tortues sont pêchées pour en avoir l'écaille et non la viande. La carapace sert en Europe pour faire les ouvrages d'Écaille Tortue. *« Les Espagnols nomment ces tortues Carey et les Français Caret*[130] ».

Exquemelin s'est aussi intéressé au lamantin, un gros mammifère aquatique herbivore qui vit dans la zone tropicale de l'océan Atlantique, dans une eau peu profonde à une température d'au moins 20 °C. Le lamantin a été surnommé « vache de mer » à cause de son large mufle et de son mode d'alimentation par broutage. Exquemelin compare les organes du lamantin à ceux de nombreux autres animaux : le museau à celui d'une vache, les yeux à ceux d'un porc, les dents à celles d'un cheval, les parties génitales *« tant internes qu'externes et tant du mâle que de la femelle plus semblables à l'homme et à la femme qu'à aucun autre animal* ».

Le lamantin des Caraïbes est la plus grande espèce connue. Exquemelin le décrit ainsi : « *Cet animal a le corps comme une baleine jusqu'à la queue qui est plate et ronde toute unie au ventre et au dos [...], il a l'ouïe fine [...], le sang ni chaud, ni froid ne se fige jamais [...]. « On remarque que cet animal ne peut pas bien voir à cause de la petitesse de ses yeux, où il*

[130] La caouanne ou caret (*Caretta caretta*) est une tortue de mer omnivore, dont la carapace est brun rougeâtre.

y a fort peu d'humeur et n'a point d'iris, et les nerfs optiques sont très petits, il n'a que très peu de cervelle ».
« Ces animaux ont un si grand instinct d'amour, les uns pour les autres, que quand on tue une femelle qui porte un petit, ils ne la quittent point ; et quand on tue le petit, la mère en fait de même, si bien qu'on peut les prendre tous les deux ».
Les femelles ont deux mamelles qui ne diffèrent nullement en situation, en grandeur, grosseur, figure et substance de celle des femmes noires [...]. J'ai été curieux de sucer du lait de quelques-unes de ces femelles qui nourrissaient, je l'ai trouvé fort bon ». Les seins des lamantins sont situés sous les bras et non sous le ventre et s'hypertrophient lorsque la femelle allaite, ce qui a pu faire fantasmer les marins sur les seins de sirène. Cette légende date de l'expédition de Christophe Colomb. Guillaume Rondelet (1507-1566), médecin et naturaliste français, avait écrit en 1558 « *Histoire des poissons* », où il dit « *qu'on en a vu une en la Poméranie en la ville d'Edam ayant face de femme et fort subielle à paillardise* ».

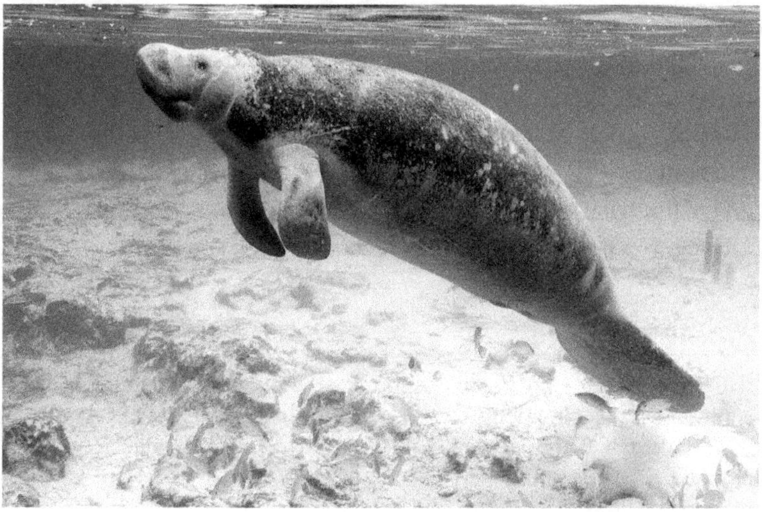

Figure 26 - Lamantin.

Exquemelin, qui ne perd jamais de vue le côté utilitaire des animaux et des végétaux qu'il décrit, ajoute que « *le lamantin est le meilleur de tous les animaux pour la nourriture de l'homme* [...], *sa chair est comme celle de veau ou de porc, la graisse a du rapport à celle du dernier et a aussi bon goût* ». Il dit qu'on trouve « *dans la tête quelques osselets que les Français et les Espagnols disent être bons pour plusieurs maladies de teste, comme l'épilepsie ou les vertiges* ».

Cette revue des animaux se termine lorsque Exquemelin insiste sur le grand danger des requins ou chiens de mer, l'absence de serpents venimeux[131] et la multitude des moustiques qui rendent le sommeil impossible...

Flibuste et minéralogie

Exquemelin s'intéresse peu au règne minéral. En fait, il n'en parle pas dans la version française du tome premier de 1686. Ce n'est que dans l'édition de Trévoux de *l'Histoire des Aventuriers Flibustiers et de la Chambre des Comptes établie dans les Indes* de 1743 qu'il est question de la minéralogie[132].

Il rappelle les mines d'or, d'argent et de fer de Saint-Domingue. « *J'ai vu de l'or qui croît là sur une montagne que l'on rencontre près de la ville de Saint-Jago-Cavallero, quand il a bien plu, les eaux qui en descendent charrient des paillettes d'or que les Espagnols vont chercher dès que les*

---

[131] C'est pourtant pour la médication des morsures de serpents qu'il y a le plus de renseignements sur les plantes médicinales aux Antilles : feuilles de tabac, poivre de Guinée, liane serpent, acacia... Mais, à l'époque d'Exquemelin, il n'y avait que des couleuvres « *qui ne sont point venimeuses* ».

[132] Exquemelin A-0. Tome premier. *Op.cit.* pp. 409-472.

torrents sont dissipés. On en trouve qui pèsent jusques à un demi-écu d'or ».

Il y a de belles salines qui « *sans être cultivées, donnent du sel aussi blanc que la neige [...]. On rencontre ces salines dans la baie d'Ocoa [...], à Limonade et en plusieurs autres lieux. L'on trouve aussi dans les montagnes des mines de sel, qu'on appelle ici sel gemme et qui est aussi bon et aussi beau que le sel marin. Je l'ai éprouvé moi-même et je l'ai trouvé beaucoup meilleur que le premier* ». Le roi d'Espagne a voulu affermer les salines « *mais comme les Indiens n'ont point d'argent pour acheter le sel, ce projet n'a pas réussi, d'autant qu'il a quantité de mines de sel dans les montagnes où chacun est libre d'en prendre selon ses besoins* ».

CONCLUSION

L'*Histoire des aventuriers flibustiers qui se sont signalés dans les Indes,* écrite par Alexandre-Olivier Exquemelin et dont la version française a été publiée en 1686 peut être considérée comme l'un des textes fondateurs de l'imaginaire mythique moderne sur la flibuste, trop souvent confondue avec la piraterie. Ce récit sur la flibuste dans la mer des Caraïbes tient à la fois du portrait, de la relation de voyage, de la description géographique, ethnographique, des sciences naturelles et de l'histoire tourmentée des Caraïbes pendant la seconde moitié du XVIIe siècle, véritables reflets des luttes incessantes et des renversements d'alliance des grandes puissances européennes entre elles. On y devine aussi, en filigrane, à travers l'histoire personnelle de l'auteur et de quelques autres protagonistes, le poison des Guerres de religion.

Mais alors que l'imaginaire occidental n'a guère retenu des expéditions flibustières que « les grandes scènes d'intrépidité conquérante, de solidarité égalitariste et de dissipation rapide du butin accumulé[133] », pour les médecins auteurs de ce livre, l'intérêt de l'ouvrage d'Alexandre-Olivier Exquemelin, d'abord engagé, puis boucanier, puis flibustier, puis chirurgien de la flibuste, se situe bien au-delà de ce qu'il rapporte sur la flibuste et les flibustiers, et qui a déjà fait l'objet de nombreuses études. L'intérêt est la description de son activité de chirurgien et surtout de naturaliste, dévoilant un intérêt scientifique peu

[133] Broué C. *Compte-rendu de Alexandre-Olivier Exquemelin, Histoire des aventuriers flibustiers, établissement du texte, glossaire et index par Réal Ouellet, introduction et notes par Réal Ouellet et Patrick Villiers,* Paris, Presses de l'Université de Paris-Sorbonne, et Québec, Presses de l'Université Laval, coll. « Imago mindi. Série textes » 2005,595 p., ISBN : 2-7637-8249-3]. Tangence (80), 143-145. https://doi.org/10.7202/013550ar.

commun à son époque, chez un chirurgien embarqué, flibustier de surcroît. S'il décrit quelques observations cliniques de chirurgie pratiquée dans les circonstances particulières et essentiellement traumatiques de la flibuste, Exquemelin écrit un long chapitre sur son activité de naturaliste, affirmant ainsi son intérêt pour la botanique et la zoologie.

Retenons les descriptions qu'Exquemelin fait du cacaoyer et de la fabrication du chocolat, du mancenillier et de la toxicité de ses fruits, du manioc et de la toxicité de ses racines, du quinquina et du traitement du paludisme, du gaïac et du traitement de la syphilis et du tabac avec l'adoption de la pipe par les flibustiers. Parmi les animaux, retenons la description du lamantin des Caraïbes, espèce actuellement protégée, qui a tant fait fantasmer les marins dès l'expédition de Christophe Colomb.

SOURCES DES ILLUSTRATIONS ET AUTORISATIONS

Figure 1 - Buste d'Alexandre-Olivier Exquemelin dans le jardin des personnalités à Honfleur (Source Wikipédia).

Figure 2 - Page de titre de l'édition française de 1699 (Tome Premier) de *l'Histoire des aventuriers flibustiers qui se sont signalés dans les Indes* (Source : Gallica.bnf.fr/Bibliothèque nationale de France).

Figure 3 - Portrait présumé de Christophe Colomb attribué à Ridolfo del Ghirlandalo (1483-1561), peintre italien de la Renaissance (Source : Wikipédia).

Figure 4 - Carte des Grandes et Petites Antilles (in M-C. Camus. *L'île de la Tortue au cœur de la Flibuste caraïbe*. Éditions L'Harmattan, 1997, p. 14).

Figure 5 - L'île de la Tortue vue de l'embouchure des Trois-Rivières à Saint-Domingue (Gravure sur bois de Th. Weber, 1878, source Wikipédia).

Figure 6 - Carte de l'île d'Hispaniola de 1665.
Michel Besson " *Les Frères de la Coste* ". Éditions Duchartre & Van Buggenhoudt, 1928.

Figure 7 - Carte de la partie française de Saint-Domingue. Faite par Bellin Ingr. de la Marine et depuis augmentée par P.C. Varle et autres Ingis. (Source : Wikipédia).

Figure 8 - Les Espagnols face à des « sauvages » nus et innocents. Au large, les trois caravelles de Christophe Colomb. Gravure du XVIe siècle (Source : Wikipédia).

Figure 9 - Un boucanier vêtu de sa chemise et de ses hauts-de-chausses, avec deux des chiens de sa meute. Gravure extraite de *l'Histoire des Aventuriers Flibustiers qui se sont signalés dans les Indes d'Exquemelin* (1686).

Figure 10 - François l'Olonnais dans la première édition en langue néerlandaise de l'*Histoire d'Aventuriers d'A. Exquemelin*, parue à Amsterdam en 1678 (Source : Wikipédia).

Figure 11 - Carte de l'embouchure du lac de Maracaye jusqu'à Gibraltar. *In Exquemelin A-0. Histoire des Aventuriers Flibustiers qui se sont signalés dans les Indes. Nouvelle Édition. Tome premier. Chez Jacques Lefebvre ; M DC XCI.*

Figure 12 - Henry Morgan (Source : artiste inconnu, domaine public).

Figure 13 - Carte de Chagres et du fort San-Lorenzo en 1739 (Source : Wikipédia). From The Project Gutenberg EBook of On the Spanish Main, by John Masefield.

Figure 14 - Michel de Grammont (Source : Wikipédia).

Figure 15 - Le plan de Veracruz avec les isles de Saint-Jean-de-Luz situées aux Indes occidentales d'Espagne, In Exquemelin. Le fort de Saint-Jean-de-Luz est l'île fortifiée de San-Juan-de-Ulua qui défend l'entrée du port de Veracruz.

Figure 16 - Jean-Baptiste du Casse (vers 1700). D'après Hyacinthe Rigaud (Source : Wikipédia).

Figure 17 - Plan de la ville de Carthagène aux Indes occidentales d'Espagne avec la situation des ports qu'elle a pour la défense. *In* Exquemelin.

Figure 18 - Ambroise Paré utilisant la ligature lors d'une amputation sur le champ de bataille lors du siège de Damvillers, 1552. Peinture à l'huile d'Ernest Board (1877-1934). (Source : Wellcome Trust, Wikipedia).

Figure 19 - Fèves de cacao dans leur cabosse (Source : Wikipédia).

TABLE DES FIGURES

REMERCIEMENTS

Tous nos remerciements vont à Bertrand Harriague, Capitaine des Corsaires basques. Ordre des Corsaires basques. Saint-Jean-de-Luz, Ciboure.

Enfin, cet ouvrage n'aurait jamais pu être mis entre vos mains sans la confiance sans cesse renouvelée depuis plusieurs années des Éditions L'Harmattan en la qualité de nos écrits et celle, en particulier, du Docteur Xavier Riaud, écrivain et directeur de la collection *Médecine à travers les siècles.* Nous remercions également Perrine Fourgeaud, des Éditions L'Harmattan, pour son aide et sa patience si précieuses dans la préparation définitive du texte.

DES MÊMES AUTEURS

Formation et vie des médecins, chirurgiens et apothicaires de la Marine et des Colonies du XVIe à la fin du XIXe siècle en France. Aubry P, Gaüzère B-A. Éditions L'Harmattan, 2022.

La France et ses médecins en Extrême-Orient du XVIe au milieu du XXe siècle. Aubry P, Gaüzère B-A. Éditions L'Harmattan, 2022.

La France et ses médecins dans les océans Indien et Pacifique du XVIe au XIXe siècle. Aubry P, Gaüzère B.-A. Éditions L'Harmattan, 2022.

La France et ses médecins aux Amériques du XVIe au XIXe siècle. Aubry P, Gaüzère B.-A. Éditions L'Harmattan, 2021.

Médecins et expéditions coloniales françaises au XIXe siècle (Afrique noire et Madagascar). P. Aubry avec la collaboration de B.-A. Gaüzère. Éditions L'Harmattan 2020.

Jean et Charles-Guillaume Viguerie et la chirurgie toulousaine aux XVIIIe et XIXe siècles. P. Aubry avec la collaboration de B.-A. Gaüzère. Éditions l'Harmattan, 2018.

Médecin conchyliologue et océan Indopacifique. P. Aubry avec la collaboration de B.-A. Gaüzère. Éditions l'Harmattan, 2018.

Histoire de la médecine à l'île Bourbon – La Réunion. B.-A. Gaüzère, P. Aubry. Éditions l'Harmattan, 2017. Tome 1 : De la découverte de l'île à nos jours.

Histoire de la médecine à l'île Bourbon – La Réunion. B.-A. Gaüzère, P. Aubry. Éditions l'Harmattan, 2017. Tome 2 : Histoire des maladies.

Passeport santé pour l'Afrique. P. Aubry, B.-A. Gaüzère. Éditions universitaires européennes, 2015.

Histoire des eaux thermales à La Réunion (Cilaos, Hell-Bourg, Mafate, Bras Cabot). B.-A. Gaüzère, P. Aubry. Éditions Azalées, 2012.

Splendeurs et dangers de la faune marine. P. Aubry, B.-A. Gaüzère. Éditions Xavier Montauban, Paris, 2010.

Passeport santé pour le grand océan Indien. B.-A. Gaüzère, P. Aubry. Éditions Azalées. 2006, Réunion.

Le chik, le choc, le chèque. B.-A. Gaüzère, P. Aubry. Éditions Azalées. 2006, Réunion.

Cas cliniques en Médecine tropicale. Aubry P., Touze J.E. La Duraulié édit., mars 1990.

Les agrégés du Pharo. Thérapeutique en Médecine tropicale. Diffusion générale de Librairie, édit, 1986, Marseille.

B.-A. Gaüzère, P. Aubry. Site internet d'enseignement de la médecine tropicale depuis 2002 www.medecinetropicale.com

Structures éditoriales du groupe L'Harmattan

L'Harmattan Italie
Via degli Artisti, 15
10124 Torino
harmattan.italia@gmail.com

L'Harmattan Hongrie
Kossuth l. u. 14-16.
1053 Budapest
harmattan@harmattan.hu

L'Harmattan Sénégal
10 VDN en face Mermoz
BP 45034 Dakar-Fann
senharmattan@gmail.com

L'Harmattan Cameroun
TSINGA/FECAFOOT
BP 11486 Yaoundé
inkoukam@gmail.com

L'Harmattan Burkina Faso
Achille Somé – tengnule@hotmail.fr

L'Harmattan Guinée
Almamya, rue KA 028 OKB Agency
BP 3470 Conakry
harmattanguinee@yahoo.fr

L'Harmattan RDC
185, avenue Nyangwe
Commune de Lingwala – Kinshasa
matangilamusadila@yahoo.fr

L'Harmattan Congo
219, avenue Nelson Mandela
BP 2874 Brazzaville
harmattan.congo@yahoo.fr

L'Harmattan Mali
ACI 2000 - Immeuble Mgr Jean Marie Cisse
Bureau 10
BP 145 Bamako-Mali
mali@harmattan.fr

L'Harmattan Togo
Djidjole – Lomé
Maison Amela
face EPP BATOME
ddamela@aol.com

L'Harmattan Côte d'Ivoire
Résidence Karl – Cité des Arts
Abidjan-Cocody
03 BP 1588 Abidjan
espace_harmattan.ci@hotmail.fr

Nos librairies en France

Librairie internationale
16, rue des Écoles
75005 Paris
librairie.internationale@harmattan.fr
01 40 46 79 11
www.librairieharmattan.com

Librairie des savoirs
21, rue des Écoles
75005 Paris
librairie.sh@harmattan.fr
01 46 34 13 71
www.librairieharmattansh.com

Librairie Le Lucernaire
53, rue Notre-Dame-des-Champs
75006 Paris
librairie@lucernaire.fr
01 42 22 67 13

www.ingramcontent.com/pod-product-compliance
Lightning Source LLC
LaVergne TN
LVHW021227061026
849535LV00008B/2952

* 9 7 8 2 3 3 6 4 2 0 3 1 8 *